똥이 약이다

똥이 약이다

사빈 하잔
셸리 엘즈워스
토머스 보로디

지음

이성민

옮김

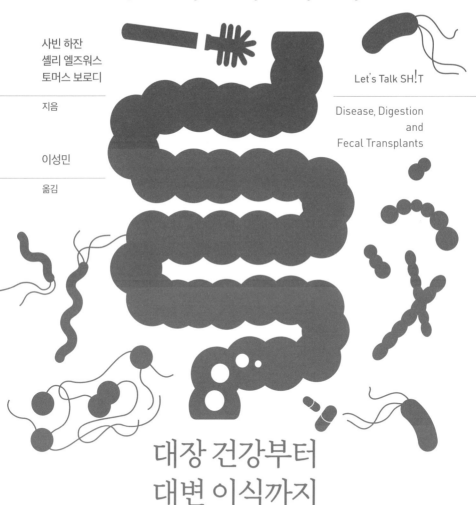

Let's Talk SH!T

Disease, Digestion
and
Fecal Transplants

대장 건강부터
대변 이식까지

히포크
라테스

일러두기

1   의학용어는 의학 검색 엔진(KMLE)을 참고했으며, 해당 용어가 여러 개일 경우에는 자주 쓰이는 표현을 따랐습니다.

2   인명 및 지명은 국립국어원 외래어 표기법을 따랐으며, 국내에서 관용적으로 많이 쓰이는 표현이 있는 경우에는 그 표현을 따랐습니다.

3   질병명 및 수술명은 붙여쓰기하는 것이 원칙이지만, 독자의 이해를 돕기 위해서 예외적으로 띄어쓰기한 표현도 있습니다.

4   옮긴이 주는 주석에 따로 표기했습니다.

5   저자가 볼드체로 강조한 내용은 볼드체로 표기했습니다.

이 책의 내용은 단지 두 의사가 제시하는 의견일 뿐 여러분이 병원에 방문하는 것을 대신하지는 못합니다. 하지만 건강에 중요한 요소임에도 불구하고 흔히 간과되는 점이 있다는 제 믿음을 뒷받침하는 실질적인 연구가 있습니다. 의학이 건강을 증진하기 위해 미생물군계(마이크로바이옴) 사용법을 도입할 날이 머지않아 올 것입니다.

사빈 하잔Sabine Hazan

Contents

지은이의 말

사빈 하잔 선생님은 여러 해 동안 소화기내과 전문의로 일했을 뿐만 아니라 임상시험 연구자로도 활동했습니다. 하잔 선생님은 여러 배설물을 검사 및 연구하고 관찰하면서도 손이 더러워지기를 두려워하지 않는 분이죠. 이 책의 집필을 도와달라는 부탁을 받았을 때, 저는 선생님과 함께 책을 쓸 수 있어서 영광이라고 말했답니다. 제 의견도 우리가 공동으로 작업한 글에 일부 들어 있지만, 하잔 선생님의 관점에서 설명하기 위해 일인칭 대명사를 사용했습니다.

셸리 엘즈워스Sheli Ellsworth

저의 멘토인 토머스 보로디Thomas Borody 박사님은 이 콘텐츠를 편집하고 조사하신 분이자 우리가 전통적인 치료법의 틀에서 벗어나도록 마음을 열게 해 준 최초의 임상 의사입니다. 박사님의 편집을 거친 이 책은 대변 미생물 이식이 지닌 가능성을 이해하고자 하는 사람들에게 미래를 보여주는 선물이 될 것입니다.

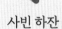

사빈 하잔

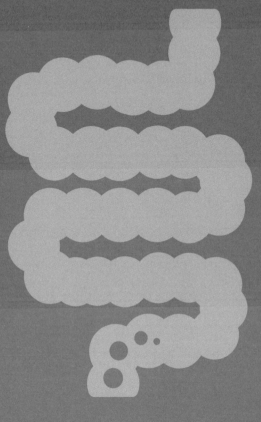

1부

미생물의
정원

배탈

모든 질병은 내장에서 시작한다.
히포크라테스

소화기내과 전문의로서 25년 이상 일하면서 가장 자주 들었던 증상은 빵빵해진 배와 늘어난 체중이었습니다. 어떤 사람은 배가 임신 6개월 때처럼 느껴진다고 말하고 어떤 사람은 먹을 때마다 가스가 찬다고 말합니다. 중년 환자들은 모두 "많이 먹지도 않는데 허리둘레가 자꾸 늘어난다"라고 읊조리죠. 방귀가 잦은 사람, 체중을 몇 킬로그램 줄여야 하는 사람 그리고 어디로 튈지 모를 공만큼 예측하기 어려운 장을 가진 사람도 있습니다. 주변을 둘러보면 자기 장에 100% 만족하는 사람은 거의 없습니다.

먹는 음식으로 허리둘레는 얼마나 늘어날까요? 그중 얼마나 우리가 조절할 수 있을까요? 저뿐만 아니라 누구든지 모든 사람의 문제를 단 하나의 해결책으로 풀 수 있다고 말한다면 무책임한 발언일 것입니다. 크론병Chron's disease부터 비만까지 모든 병을 특정 식단으로 치료할 수 있다면 누군가 오래전에 그것을 상표로 등록했을 테니까요. 변비가 있는 코미디언이든, 배에 가스가 찬 비행기 승무원이든, 뚱뚱한 우체부든, 모든 문제가 소화관에서 비롯되었을 가능성이 있습니다.

장gut은 위의 유문 괄약근에서 항문까지 이어지는 소화관의 일부입니다.

장이 소화불량만을 일으키지는 않습니다. 연구에 따르면, 소화관을 점령한 바이러스, 세균, 진균은 자폐증autism부터 아연결핍증zinc deficiencies까지, 수많은 질병 및 전반적인 건강 상태와 관련이 있습니다. 이 바이러스, 세균, 진균은 장내 미생물군계intestinal biome를 구성하는 미생물입니다. 참고로 일생 동안 이 미생물이 음식을 약 35톤이나 처리한다는 사실을 고려하면, 이들은 정말 뼈 빠지게 일한다고 할 수 있습니다.

처음에 **클로스트리듐 디피실리균**을 클로스트리듐 디피실리*Clostridium difficile*라고 분류했습니다. 그러다가 2016년에 클로스트리

• 　장에 자리 잡은 미생물 공동체의 상호의존적인 세계
•• 　너무 작아 맨눈으로 보이지 않는 조그마한 생명체

디오데스 디피실리*Clostridiodes difficile, C.diff*로 재분류되었죠. 클로스트리듐 디피실리균은 대장에서 염증과 설사를 일으키는 세균입니다. 보통 항생제를 사용하면 클로스트리듐 디피실리균 감염이 생깁니다. **65세 이상 사망자 11명 중 1명**이 클로스트리듐 디피실리균 감염으로 사망합니다.

저는 이 미생물 집단이 우리 건강을 지키는 슈퍼히어로라고 믿습니다. 이 미생물이 클로스트리듐 디피실리균 감염처럼 생명을 위협하는 세균 감염을 치료할 뿐만 아니라 비만, 심장질환, 염증성 장질환IBD을 개선하는 것도 관찰했습니다. 더 풍부하고 다양한 미생물을 도입하는 방법으로 자폐증과 건선을 완화하는 것도 사실입니다. 그렇다면 장 건강은 왜 그렇게 중요할까요? 이 질문에 답하려면 장내 미생물군계에서 일어나는 일과 우리 몸이 음식을 처리하는 방법에 대한 이해가 필요합니다.

소화기를 통한 정제精製는 어떻게 일어날까요? 그리고 어떻게 일이 어그러지는 것일까요? 우선, 똥에 관한 몇 가지 기본적인 문제를 살펴봅시다.

•   Inflammatory Bowel Disease

미생물군계 첫걸음

우리는 생존하려고 방대한 미생물 군대에 의존한다.
이 군대는 세균으로부터 우리를 보호하고, 음식을 분해해서 에너지를
얻으며, 비타민을 생산하는 미생물군계를 말한다.
옥스퍼드 사전

인간 염색체 23개를 구성하는 유전자들은 세대에 따라 변합니다. 이
는 유전자에 작은 변화(돌연변이)가 일어날 때, 우리 유전자를 물려받
는 아이들의 유전자 풀gene pool에 해당 변화가 반영된다는 것을 의
미합니다. 이렇게 느리게 변화하면 우리와 똑 닮은 자손을 낳지 못
하게 막아주니 다행입니다. 하지만 우리의 미생물군계는 훨씬 더 역
동적입니다.

　세균 한 세대가 생존하는 기간은 몇 년이 아니라 몇 시간 단위에
불과합니다. 이 때문에 세균은 인간 DNA보다 변화에 빠르게 적응
합니다. 미생물군이 지닌 이 유연성은 우리가 변화에 발맞추도록 도
와줍니다. 만일 식단을 바꾼다면 미생물은 우리의 DNA나 행동보다
훨씬 더 빠르게 장내 구성물을 바꿉니다. 세 살짜리 아이에게 비트

를 먹여본 적이 있나요? 장내 세균은 아이가 채 배고파하기도 전에 소화하는 데 협력할 것입니다.

미생물은 거의 모든 환경에 삽니다. 에베레스트 산꼭대기에서부터 태평양 마리아나 해구의 깊은 곳까지. 그들은 북극과 남극, 사막, 간헐천, 바위 그리고 화산에도 살죠. 이들 대부분은 단세포 생물 또는 단세포 유기체 집단으로서, 사람이 살 수 없는 환경에서 생존할 뿐만 아니라 오히려 번성하기도 합니다. 세균과 바이러스는 상상할 수 없을 정도로 작습니다. 이들을 마이크로미터㎛로 측정하는데, 마이크로미터는 1미터의 100만분의 1 또는 약 0.0001센티미터에 해당합니다. 어떤 미생물은 조그만 핀 위에 수십만 마리가 앉을 수도 있습니다.

조슈아 레더버그 Joshua Lederberg는 미생물군계microbiome(마이크로바이옴)라는 용어를 만들었습니다. 말 그대로 '신체 공간을 공유하며 서로 돕고 공생하는, 병원성 미생물의 생태적 공동체'를 의미합니다.[1] 레더버그는 33세에 세균이 교배를 통해 유전자를 교환한다는 사실을 발견한 공로로 1958년 노벨 생리의학상을 수상했습니다.

미생물군계는 인체에 서식하는 모든 바이러스, 세균, 진균을 말합니다. 이들은 어디에나 존재합니다. 피부, 입, 목구멍, 위, 대장, 자궁, 난소 난포, 전립선, 폐, 귀 그리고 눈. 어디든 이름만 대면 근처에 미생물이 있습니다. 인간 미생물군계 프로젝트Human Microbiome Project에 따르면, 2014년까지 약 1만 가지에 이르는 미생물종을 확인했다고 합니다.

미생물학자(이 광활한 세계를 연구하는 사람)들은 세균을 두 가지로 나눕니다. 하나는 산소를 필요로 한다는 뜻의 호기성aerobic균이고, 다른 하나는 산소를 필요로 하지 않는다는 뜻의 혐기성anaerobic균입니다. 피부에 사는 세균은 호기성이지만, 장에서 번성하는 세균은 대개 혐기성입니다.

좋은 균

혐기성균의 종류

- **절대 혐기성균**obligate anaerobes은 산소에 노출되면 손상을 입습니다.
- **산소 내성 혐기성균**aerotolerant anaerobes은 성장에 산소를 사용할 수 없지만, 이를 견딜 수는 있습니다.
- **통성 혐기성균**facultative anaerobes은 산소 없이 자라지만 산소

가 있으면 이를 사용합니다.

미생물은 우리 몸이 할 수 없는 저마다의 기능을 수행합니다. 음식을 에너지로 바꾸거나 (탄수화물을 발효하고 황산염 환원을 통해) 개체군 수를 우리 생활 방식에 맞추기도 하죠. 그들은 다른 생명체가 그러하듯이 꿈틀대고, 먹거나 자고, 번식합니다. 우리가 항히스타민제를 먹고 증상을 가라앉히거나 뜨거운 샤워로 씻어내고 싶을 정도로요. 사실 이 작은 생물들은 인간의 조직 세포 수보다 10배나 더 많고, 우리 전체 몸무게에서 약 2.3킬로그램을 차지합니다.

세균에 대한 과학적 분류

공생균commensal bacteria은 다른 세균이라면 이득을 얻지 못하거나 해를 입는 상황에서도 이익을 취합니다.

상리공생균mutualistic bacteria은 서로 이익을 주고받습니다.

기생균parasitic bacteria은 숙주를 희생해서 이득을 봅니다.

병원균pathogenic bacteria은 질병을 일으킵니다.

미생물은 문신처럼 우리 몸의 일부입니다. 문신과 비교하자면 워싱턴 D.C. 지하철 지도 문신만큼이나 쓸모가 많습니다. 미생물은 우

• 　23쪽을 참고해 주세요.

리의 생물학적 가족이고 우리 또한 그들의 가족입니다. 우리는 미생물이 존재하기 때문에 존재할 뿐입니다. 이는 완전한 상호의존관계를 의미합니다. 미생물군계는 뇌나 심장만큼 생존에 대단히 중요한 장기 체계입니다.

장은 대부분의 미생물군이 면역 체계에 영향을 미치는 장소이자 신진대사 과정이 일어나는 곳입니다. 이곳에서 유산균*Lactobacillus*이 비타민B$_{12}$와 같은 비타민을 생산하죠. 비피더스균*Bifidobacterium*은 엽산을 만듭니다. 장내 세균이 합성한 다른 비타민들로는 비타민K, 판토텐산, 티아민, 리보플라빈, 바이오틴 등이 있습니다. 장은 독소를 분해하고, 침입한 세균이 조용히 죽음을 맞이하는 곳입니다. 바로 여기가 마법이 일어나는 무대이자 제가 전문으로 다루는 분야죠.

장에는 대장균*Escherichia coli, E. coli*과 (식중독을 일으킨다고 널리 알려진) 살모넬라*Salmonella* 같은 균도 삽니다. 일반적으로 유익균이 이들 균을 억제합니다. 이때 중요한 개념 하나가 있습니다. 바로 위치, 위치, 위치입니다.

예를 들면, 헬리코박터 파일로리*Helicobacter pylori*는 식도암을 예방하지만, 똑같은 균주여도 위치에 따라 궤양과 위암까지 일으킬 수 있습니다. 세균이 어디에서 자기 기술을 발휘하는지 그리고 세균

•• 비타민B$_1$, 탄수화물 대사에 작용 —♡옮긴이
••• 비타민B$_2$, 탄수화물, 단백질, 지방에서 공급받는 에너지 물질대사에 참여 —♡옮긴이

의 비율이 어떤지에 따라 기능적 관계(좋은지 나쁜지)를 결정합니다. 그래서 저는 균을 좋고 나쁨보다는 경건함(보통 선하다)이나 불가지론(좋지도 나쁘지도 않아서 어중간하다)으로 여깁니다. 과학에서는 상리공생이나 공생, 병원성, 기생성과 같은 용어를 사용합니다.

경건한 세균

- 방선균류*Actinobacteria*
- 의간균류*Bacteroidetes*
- 비피더스균
- 후벽균류*Firmicutes*
- 유산균
- 프레보텔라*Prevotellaceae*
- 라크노스피로세*Lachnospiraceae*
- 프로테오박테리아*Proteobacteria*
- 리케넬라*Rikenellaceae*
- 스트렙토코커스 서모필러스*Streptococcus thermophilus*

아커만시아 뮤시니필라*Akkermansia muciniphila*는 대장 점액층에 군집을 이루며, 점액층 장벽을 유지하고 강화합니다. 이 균은 몇몇 대사 과정에 도움을 줍니다. 쥐에게 이 균을 먹이로 주면 염증을 완화하고 체중 증가를 억제한다고 알려져 있습니다.[2] 그러나 여러 경우에 이 균은 대장암과 연관되기도 합니다. 어떤 연결고리가 있는지

---

* 18쪽을 참고해 주세요.

그 이유를 모르므로, 아커만시아 뮤시니필라를 더 연구해서 모든 장내 미생물군계를 이해하기 전까지는 이 균이 좋다거나 나쁘다는 식으로 분류하기 어려울 것입니다.

나쁜 균?

불가지론적 세균

- 세레우스균*Bacillus cereus*
- 클로스트리듐 디피실리균
- 리스테리아*Listeria*
- 이질균*Shigella*
- 칸디다 알비칸스*Candida albicans*
- 시가독소생성 대장균*Shiga toxin-producing E. coli*
- 캄필로박터*Campylobacter*
- 헬리코박터 파일로리
- 살모넬라
- 예르시니아*Yersinia*

전통 서양의학은 프랑스 화학자 루이 파스퇴르Louis Pasteur의 원칙에 바탕을 두고 있습니다. 파스퇴르의 주요 이론은 세균론the Germ Theory of Disease입니다. 파스퇴르는 외부 미생물이 신체에 침입해서 감염병에 걸린다고 믿었습니다. 19세기 후반 사람들은 특정 질병을 일으키는 특정 세균이 있다는 개념을 서양의학과 미생물학의 기초로서 정식으로 받아들였습니다. 나쁜 벌레를 찾아서 나쁜 벌레를 죽이면 모든 것이 괜찮아지니까요. 항생제는 파스퇴르의 이론에서 자연스럽게 나온 산물이었습니다.

피에르 자크 앙투안 베샹Pierre Jacques Antoine Béchamp은 루이 파스퇴르와 같은 프랑스 출신 과학자입니다. 그는 획기적인 유기화학 연구 및 루이 파스퇴르와의 격렬한 경쟁 관계로 유명하죠. 베샹은 숙주에게 불리한 상태와 환경 조건이 천연 마이크로자이머스microzymas를 방해하기 때문에 병원균을 생성하면서 숙주 조직을 분해한다고 주장했습니다. 베샹은 파스퇴르와 의견 대립으로 파스퇴르의 저작물을 가톨릭교회 금지 도서 목록에 올리려고 노력할 정도였습니다. 베샹이 사망했을 때《영국의학저널The British Medical Journal》은 짧은 부고에 "돌이켜 봤자 쓸모없는 우선순위를 놓고 철지난 논쟁을 했다"라고 언급했습니다.[3]

베샹은 틀렸지만 완전히 틀리지는 않았습니다. 미생물이 건강에 필수라는 그의 생각 그리고 미생물이 잘못된 조건이나 장소에서만 병원성을 띤다는 생각을 이제 동식물의 미생물학을 연구하는 학자들이 받아들이고 있습니다.

따라서 세균 자체는 좋지도 나쁘지도 않습니다. 그렇지만 숙주(인

---

* '분자 과립'에 베샹이 붙인 이름입니다. 이는 생물학적 용액에서 관찰되며 생명을 이루는 기본 단위입니다.

간) 그리고 다른 미생물과 상호작용하는 방법이나 식이, 화학 약품, 항생제와 같은 환경 요인에 따라, 세균이 지닌 유용성(적합성)이 달라집니다.[4] 게다가 같은 종류의 세균이라도 변이가 생기면 종류가 다양해지기 때문에, 단순히 특정 종이 병원성이라고 꼬리표를 붙일 수는 없습니다. 심지어 대장균도 변종을 여럿 가집니다. 대장균 군집 대부분은 철분을 흡수하는 데 도움을 줘서 소화 활동에서 중요한 역할을 합니다.[5] 일부 대장균은 소화를 돕는 반면, 어떤 대장균은 순전히 병원성만 있습니다. 이들은 우리에게 요로 감염을 일으켜 변기를 왕좌 삼아 앉아 있게 하거나, 구토하고 설사하게 해서 우리 자신이 먹고 싸는 생명체임을 깨우쳐 줍니다. 따라서 대장균 중 일부 종이 인간과 공생을 하고, 다른 종은 일반적으로 더 병원성을 띤다는 사실을 알 수 있습니다. 이는 흔히 숙주와 관련된 행동입니다.

어떤 세균은 오랜 시간 착하게 지내는 성질이 있습니다. 예를 들어, 폐렴구균*Pneumococcus*은 코와 입 뒤쪽에 살지만 말썽을 피우지는 않습니다. 그러다 우리 면역 체계가 어떤 이유(노화, 질병, 환경 스트레스 요인)로 망가지면 폐렴구균이 폐렴을 일으킵니다.

많은 세균이 항생제 치료와 같은 환경 요인 때문에 강제로 휴면 상태에 빠집니다.[6] 결핵균*Mycobacterium tuberculosis*은 결핵을 일으키는 세균입니다. 이 균은 장기간 휴면하거나 잠복할 수 있어 면역 체계와 약물 치료에 강한 저항성을 지닙니다. 코펜하겐대학교(2018) 연구자들은 항생제 치료를 적용해서 요로 감염 환자의 대장균이 억제되었다고 추정했지만, 어느 순간 그 대장균이 깨어나 감염이 재발했습니다.

때로 우리에게 소위 '병원성' 세균이라고 불리는, 거리의 깡패 같은 균이나 생물군계가 유입하고 증식합니다. 이러한 발병을 흔히 감염이라고 하며, 발열, 구토, 설사 등을 일으킵니다.

파상풍, 장티푸스, 디프테리아, 매독은 보통 병원균에 감염된 예입니다. 하지만 어떤 사람들은 장티푸스균*Salmonella typhi*을 다른 사람에게 옮기면서도 뚜렷한 질병 증상을 나타내지 않습니다. 이들을 무증상 보균자로 간주하는데, 이 때문에 우리는 세균을 좋거나 나쁘다고 분류하는 데 어려움을 겪습니다.

하지만 다행히 우리 몸 속 세균 중 극히 일부만 질병을 일으킨다고 알려져 있습니다.

후루야-카나모리 외 연구진(2015)[7]에 따르면, 클로스트리듐 디피실리균이 가장 흔한 병원감염균이라고 합니다. 신생아의 18~90%, 일반 인구의 최대 15%, 질병 증상 없이 요양 시설에서 생활하는 노인의 최대 51%에서 해당 균을 발견할 수 있습니다. 또한 제 회사인 프로게나바이옴ProgenaBiome에서 검사한 환자의 100%에게서 비독성 클로스트리듐 디피실리균이 있다는 사실을 발견했습니다. 이 결과는 클로스트리듐 디피실리균이 손을 통해 전파되거나 병원 직원

• 병원 안에서 환자가 다른 병에 감염되는 일 —옮긴이

에게서 전염되는 것이 아니라, 장내 세균의 다양성이 감소하면서 독성을 띤다는 점을 시사합니다. 자연환경에서 생물 종들은 서로 견제합니다. 장에서도 마찬가지로, 다양한 세균을 죽일수록 불균형이 심해져서 질병이 생깁니다.

클로스트리듐 디피실리균의 **위험 요인**

- 65세 이상
- 최근 입원 경험
- 약해진 면역 체계
- 비위장관 설치
- 이전 클로스트리듐 디피실리균 감염 경험
- 항생제 치료
- 비수술적 소화관 시술
- 궤양 치료

2005년 클로스트리듐 디피실리균 독소 때문에 입원 환자가 사망할 확률은 9.7%였습니다. 따라서 입원 환자의 10%가 이 세균으로 인해서 사망합니다. 하지만 많은 사람은 자기 미생물군계에 이 세균을 가지고 있어도 이 세균이 일으키는 증상을 겪지 않습니다.

인간에게 질병을 일으키는 미생물 수는 전반적으로 적습니다. 이는 외부 환경에서 병원성 미생물을 획득하더라도 세균을 걸러내는 보안관이 비교적 잘 통제하고 있음을 시사합니다.

이는 미생물군계 대부분이 유익하고 질병까지 예방한다는 결론으로 이어집니다. 우리가 병에 걸리는 이유는 미생물군 불균형dysbiosis 때문입니다.

대안책

이 모든 것을 염두에 두고, 항생제로 미생물을 대량 학살하는 단순 박멸로는 더 이상 질병을 치료할 수 없다는 점을 고려하기 바랍니다. 건강과 질병은 숙주와 미생물 사이에서 일어나는 복잡한 상호작용의 결과입니다. 미생물을 사랑스럽지만 때때로 말썽을 부리는 자녀라고 생각해 보세요. 게다가 DNA나 RNA 등을 연구하는 분야인 균유전체학metagenomics이 출현한 덕분에, 우리는 이름을 새긴 색색의 티셔츠를 아이들에게 입히지 않아도 이들을 알아볼 수 있습니다.

미생물군계 개체 수에 대한 가장 포괄적인 자료는 메타히트MetaHIT 협력 사업과 인간 미생물군계 프로젝트에서 나왔습니다. 2007년 미국국립보건원NIH이 시작한 인간 미생물군계 프로젝트는 미생물과 그것이 질병에서 하는 역할을 이해하는 데 전념하는 연구입니다. 메타히트 프로젝트는 미생물군계와 염증성 장질환 및 비만

●　　인간 장내 세균 유전체학

과의 관계를 찾아내는 데 전념하는 유럽 8개국 협력 사업입니다.

이렇게 모인 자료로 인간 소화관에서 미생물 1만 종 이상을 확인했습니다. 그중 약 400종은 구강과 소화관에서만 발견되는 혐기성 미생물입니다.

우리 몸속 미생물군계 집단은 지문만큼이나 독특합니다. 앞에서와 동일한 연구에서 미생물군계 집단이 나라마다 다르다는 사실도 발견했습니다. 이는 식단, 유전자 그리고 환경이 모두 미생물을 발달시키는 데 기여한다는 점을 의미합니다. 2016년 프라이스, 아부알리, 우텐하워[8]가 검토한 연구에 따르면, 미생물군계마다 우리 몸속뿐만 아니라 인간 개개인에게서 높은 세균 다양성을 보였습니다. 그러므로 '건강한 미생물군계'가 어디까지 포괄하는지 정의하기 어렵다는 결론을 내렸습니다.

인간 미생물군계 프로젝트는 기회주의적인 세균 두 가지를 찾았습니다. 황색포도상구균*Staphylococcus aureus*과 대장균을 피험자의 15~30%에서 발견했습니다. 브로드연구소(2010)[9]에 따르면, 입원 치료가 필요한 임상 감염의 36%가 이 세균들 때문이라고 합니다.

감염을 치료할 때 항생제에 반복해서 노출되면, 풍부하고 다양했던 미생물이 숫자와 종류 면에서 모두 감소한다는 사실을 알고 있습니다. 또한 항생제 내성 균주가 생기는 것도 알고 있죠. 항생제 내성

●● 산소가 필요 없는 생물

황색포도상구균과 대장균을 전 세계에서 관찰할 수 있으며, 항생제 내성균은 국제 공중 보건의 주요 관심사입니다. 아마 미래에는 감염을 치료할 때 항생제로 미생물을 무작위로 박멸하기보다, 일부 세균을 선정하고 수확해서 다른 미생물과 공생할 수 있는 치료법을 개발할 것입니다. 이것은 차세대 유전자 염기서열 기술을 이용하면 가능합니다.

숙주 유전자가 한몫하다

특정 인간 유전자와 일부 세균 집단 사이의 연관성을 밝히는 연구가 있습니다. 이 연구는 렙틴이 부족한 쥐가 특정 세균(폐렴구균)에 감염되기 더 쉽다는 사실을 입증했습니다.[10] 이는 세균이 어떻게 우리에게 영향을 미치는지에 대해 유전자가 간접적으로 (이 경우 렙틴을 통해) 조종한다는 것을 의미합니다.

렙틴leptin은 유전자에 따라 작동한 지방세포가 생성한 호르몬으로, 식욕을 조절하고 배가 부르면 뇌의 시상하부에 신호를 보내 알립니다.

또 다른 예는 인간이 생산하지 않은 우유에 대한 내성입니다. 어떤 성인이 유당분해효소lactase 유전자가 부족한데도 여전히 우유를 소비한다면, 그에게는 비피더스균이 풍부할 가능성이 큽니다.[11] 이 균 덕분에 청키몽키 아이스크림 가게 주인은 아이스크림을 못 먹어서 뿌루퉁하거나 우울해했을 사람들에게 자기 제품을 팔 수 있습니다.

일반적으로 지배 종이 감소하면 정상적으로 존재하던 다른 종이 증가하면서 그 공백을 메웁니다. 이때 야기되는 미생물의 교란을 **미생물군 불균형**dysbiosis이라고 부릅니다. 미생물군 불균형을 소장세균 과증식SIBO으로 흔히 진단합니다. 최근에는 질병을 일으킨다고 여기는 특정 세균 집단이 상대적으로 과하게 증식할 때 미생물군 불균형이라는 용어를 사용합니다.

MyD88 유전자도 세균과 관련이 있다고 추정합니다. 캐니와 에버라드[12](2015)는 쥐에서 해당 유전자를 삭제하는 실험을 했습니다. 우리는 이 유전자를 미생물과 숙주의 신진대사 사이에서 중요한 접점으로 여깁니다. 이 쥐에게 고지방 식단으로 바꿔줬을 때, 비만, 지방 발달, 인슐린 저항성에 모두 내성을 보였습니다. 연구자들은 해당

•   Small Intestinal Bacterial Overgrowth

유전자를 장내 미생물군계에 전달하지 않으면 추가적인 체중 증량은 없다고 결론을 내렸습니다.

여러 종류의 관절염은 HLA-B27 유전자와 관련이 있습니다. HLA-B27 유전자는 장에서 염증 반응을 촉진해서 미생물군 불균형을 유발합니다. 이 염증이 장 점막에서 시작해 관절로 전이된다고 알려져 있습니다.[13]

기원

이렇게 기막히게 복잡하고 상호의존적인 가족은 어떻게 시작했을까요? 닭이 먼저냐 달걀이 먼저냐 같은 난제에 온통 빠져들 필요 없이, 기막히게 상호의존적인 가족은 태어나는 순간 시작합니다. 아이가 태어날 때 자궁과 산도에서 미생물군을 획득한다는 연구 결과가 있습니다.[14] 실제로 질을 통해 낳은 아이는 제왕절개로 분만한 아이보다 생애 첫 며칠 동안 유산균을 더 많이 보유합니다. 유산균은 잠재적으로 해로운 기회주의적 세균이 증식하지 못하게 하는 산을 생산합니다.

제왕절개Cesarean라는 용어는 율리우스 카이사르Julius Caesar가

외과적 방식으로 출생한 역사에서 유래한 것으로 알려져 있습니다. 이후 율리우스 카이사르는 출산 때문에 목숨이 위험한 여성은 반드시 배를 절개해야 한다고 법을 정했습니다. 그래서 카이사르의 절개cesarean section라고 부릅니다. 나중에 밝혀진 연구에 따르면, 실제로는 렉스 카이사레아Lex Caesarea로 알려진 로마 제국 법이 카이사르가 살았던 시대보다 훨씬 이전인 누마 폼필리우스Numa Pompilius(기원전 715~673년) 때부터 유효했다고 합니다. 라틴어 카이데레caedere는 '자르다'를 의미하는데, 이 어원에서 카이사르라는 이름이 유래했습니다.

아기일 때 우리는 모유를 먹으면서 어머니가 가진 세균에 노출됩니다. 그리고 머지않아 아장아장 걸어 다니면서 열쇠, 장난감, 신발, 땅에 떨어진 공갈 젖꼭지 그리고 때때로 벌레까지 온갖 것을 입에 넣습니다. 바이러스, 세균, 진균을 얻을 방법은 주위에 얼마든지 있습니다. 우리가 먹는 음식, 숨 쉬는 공기 그리고 만지는 모든 물건에 미생물이 존재합니다. 하지만 일단 자연선택이 개입하면 미생물의 수는 균형을 맞추려고 합니다. 비록 인간 발달 과정에서 특정 미생물은 각기 다른 시기에 번성하지만, 두 살 반이 되면 유아가 가진 미생물군은 어른과 유사해집니다.

자연선택natural selection은 환경에 더 잘 맞는 유기체가 살아남아서 더 많은 자손을 생산하고 유전자를 다음 세대에게 물려주는 과정입니다. 이것은 식물, 동물, 미생물에 적용됩니다.

예를 들어, 10대의 장내 미생물군계에는 비타민B_{12} 그리고 성장을 돕는 엽산의 생성을 촉진하는 유기체로 풍부합니다. 사춘기였던 여름에 옷보다 몸이 커지거나 발이 광대처럼 부풀어 올랐던 기억이 누구에게나 있을 것입니다. 성인이 되면 장내 미생물군계는 그 비율이 보통 일정한 상태를 유지하면서도, 역동적이라서 변화에 충분히 적응할 수 있을 있습니다. 하지만 미생물군을 형성하는 것은 식이섬유 속 탄수화물이 얼마만큼 있는지에 따라 달라집니다. 동물성 혹은 식물성 식단을 극단적으로 섭취하면 장내 미생물군계에 급격한 변화를 유발합니다. 한 연구[15]에 따르면, 전분과 섬유질을 주로 섭취한 아프리카 유아의 장내 미생물군계는 의간균류를 58%, 방선균류를 10%나 보유합니다. 반면, 설탕, 녹말, 동물성 단백질을 풍부하게 섭취한 유럽 유아에게는 의간균류 22%와 방선균류 7%밖에 없었습니다. 이 연구는 우리가 흔히 먹는 서구 식단에 장내미생물먹이MAC(채소, 과일, 콩과 같은 거친 음식)가 부족해서 미생물군 불균형까지 일으킨다고 제안합니다.

연구자들은 우리가 가진 세균 중 일부가 고세균의 전형과 매우 유

*   Microbiota-Accessible Carbohydrates

사하지만, "인간의 장내 미생물군계가 점점 동물성 식단을 위주로 취급하면서 조상이 가졌던 미생물 다양성을 잃었다"라고 생각합니다.[16]

또한 서로 다른 세균 무리로 이뤄진 별개의 미생물 공동체가 있다고 믿는 이유가 있습니다. 아루무감 연구진[17](2011)이 전 세계에 있는 39명을 대상으로 세균 유전체 1,511개를 연구한 결과, 세균 집단(장 유형, enterotype) 세 종류를 발견했습니다. 이들 유형은 특정 국가나 대륙에만 국한되지 않았습니다. 그러나 일부 연구는 이 발견을 뒷받침하지 못했습니다.

세균 종류가 풍부하다고 해서 우리 미생물군계가 복잡하게 기능하는 특징을 규명할 수 없습니다. 적은 수로 존재하는 종이 때로는 가장 큰 생산자일 수도 있습니다. 예를 들어, 대장균은 수가 적어도, 특정 단백질 두 가지를 풍부하게 생산하는 데 90% 이상 기여합니다.

나쁜 벌레는 없습니다! 비록 일부 세균을 나쁘다고 하거나 **병원성**이라고 부르지만, 이는 보통 세균이 자기 환경에서 적정량 이상을 차지하면서 병을 일으킬 때 우리가 붙이는 이름표일 뿐입니다. 심지어 건강한 장내 미생물군계에서도 소량이긴 하지만 클로스트리듐 디피실리균과 같은 세균이 발견됩니다.

장내 미생물군계가 더 균형 잡히거나 건강한 미생물 집단으로 가득 찬 후에도, 항생제나 불결한 위생, 흡연, 우울증, 다른 환경으로의 이동, 식품 병원균, 심지어 사촌 결혼식 때 테킬라를 너무 많이 마시는 사건 등으로 어느 미생물 개체 수가 폭발적으로 증가할 수 있습니다. 이러한 미생물군 불균형은 여러 질병을 일으키는 근원입니다.

나이가 들면 짧은사슬지방산short-chain fatty acids을 생산하는 능력같이 미생물에 온전히 의지하는 과정이 쇠약해집니다. 다른 능력들(단백질을 분해하는 능력 등)은 증가하는데, 이 때문에 노인용 식단에 고단백 식품을 추가해야 합니다.

이제 제 구역인 지저분한 뒷골목으로 내려가기 전에, 먼저 위쪽으로 올라가 보겠습니다.

소화관 이야기

행복은 좋은 은행 계좌, 좋은 요리사 그리고 좋은 소화력에 있다.
장자크 루소

정상 소화관을 가진 사람이 있을까요? 비록 모든 이가 소화 때문에 어느 순간부터 고통을 겪지만, 그래도 이상적인 소화관 해부학과 생리학은 존재합니다. 어쨌든 '정상적으로' 고통받는 사람과 특정 질병이나 이상 때문에 고통받는 사람 사이에는 차이가 납니다. 따라서 완벽한 장을 가진 사람은 아무도 없지만, 대다수에게 장에 대한 해부학적 표준이 있습니다.

9미터에 달하는 꼬불꼬불한 이 길에서 소화불량 딜레마가 일어납니다. 여기에서 셀리악병celiac disease처럼 심각하거나 혹은 배에 가스가 찼어도 치료는 가능한 상태가 나타납니다. 소화관 교향곡은 입에서 시작해 항문에서 끝나며, 오케스트라 구성원들은 각자 특정한 운동을 수행합니다.

소화관 해부도

인두
식도
위식도 조임근
간
위
담낭
유문
십이지장
췌장
소장
대장
직장
항문

사실 이 모든 소화 과정은 음식을 입에 넣기도 전에 시작합니다. 여러분이 가장 좋아하는 멕시코 음식점에서 파히타 같은 음식 냄새를 맡으면 신호가 뇌로 전달됩니다. 냄새를 훅 들이마시면 그 퀴퀴한 칩과 살사가 아주 맛있게 느껴지죠! 이 자극은 또한 침을 흘리게 하고[18] 위에서 산을 분비합니다. 결과적으로 두 자극 모두 뒤이어 먹을 엔칠라다와 부리토를 분해하고 소화하는 데 도움을 줄 것입니다.

입

입은 세균으로 바글바글합니다. 미생물군 600종 이상이 여기에 삽니다. 이들 중 일부(혐기성균)는 잇몸과 치아의 경계선 아래에 숨어 있다가, 잇몸질환 때문에 치아 주변 뼈가 손상되면 그 작은 틈으로 깊숙이 파고듭니다. 침은 대부분 연쇄상구균 Streptococcus의 양성 변종을 포함합니다.

막스플랑크 진화인류학연구소 연구자들은 침 속 세균 비율이 사람마다 개별적이라는 사실을 발견했습니다. 지리, 식사, 환경은 침에서 발견되는 세균의 종류와 수에 거의 영향을 미치지 않습니다.

또한 연구자들은 침 속의 특정 세균이 충치[19] 및 심장질환[20]과 밀접한 관련이 있다고 밝혔습니다. 이미 타액 검사를 일부 바이러스와 세균 감염을 진단하는 데 사용하고 있습니다.

쩝쩝쩝! 여러분이 방송에 나오는 로잰 바Rosanne Barr나 메긴 켈리Megyn Kelly보다 더 빠르고 게걸스럽게 먹고 있을 때, 여러분의 어머니는 아마도 "음식 좀 꼭꼭 씹어 먹으라!"라고 말씀하셨을 것입니다. 어머니 말씀이 옳습니다. 음식을 잘 씹을수록 위장으로 가는 부담이 줄어듭니다.

오하이오주립대학교[21] (2014)에 따르면, 부드러운 음식은 한 입당 5~10회, 밀도가 높은 고기, 생과일, 채소 같은 음식은 최대 30회까지 씹어야 합니다. 펜실베이니아대학교에서는 밀도가 높은 음식을 씹을 때 한 입당 30~50회를 권장합니다. 제대로 부숴지지 않은 음식물이 소화관으로 들어가면 세균을 과하게 증식시켜서 소화불량, 복부 팽만감 그리고 변비를 유발합니다.

또한 잘 씹는 행위는 혈중 그렐린ghrelin 수치를 낮춥니다.[22] 이는 더 많이 씹을수록 체중이 감소하는 것과 관련이 있습니다.

인두통sore throat은 감기 바이러스 혹은 세균 때문에 발생합니다. 연쇄상구균에 의한 감염(일명 성홍열)과 같은 세균 감염은 때로 목구멍 안쪽에 뚜렷한 흰 반점을 만듭니다. 성홍열인지는 병원에서 신속 연쇄상구균 검사rapid strep test로 확인할 수 있습니다.

---

* 　미국 여성 코미디언 —옮긴이
** 　미국 유명 여성 앵커 —옮긴이

성홍열은 류머티즘 열이나 심장판막 합병증을 유발할 수 있으므로 병원 치료를 받아야 합니다. 인두통을 일으키는 또 다른 원인은 편도선염입니다. 편도선염도 세균이나 바이러스에 의해 발생합니다.

앨런과 스미스[23]의 연구에 따르면, 입은 주요 신경 연결부 몇 가지와 가까워서 껌같이 무엇이든 씹으면 실제로 뇌에 좋다고 합니다. 또 다른 연구는 여러 신경 회로가 저작 기관과 뇌의 해마를 연결한다고 발견했습니다.[24] 동물과 인간에 관한 연구 모두 저작 운동이 뇌에 영향을 미친다는 것을 보여줍니다. 불행하게도 껌을 씹는 일부 사람들은 공기마저 삼키면서 결국 배에 가스가 찹니다.

더불어 영국 맨체스터대학교 연구자들은 음식을 씹으면 면역 체계의 일부인 도우미 세포(Th17세포)가 방출된다는 사실을 발견했습니다. 이 세포들은 몸과 입에 있는 유익균에 영향을 주지 않고 해로운 병원균만을 목표로 삼습니다. 그저 단순하게 음식을 부드러워질 때까지 씹는 것도 모든 염증 상태를 완화하는 데 도움이 됩니다.

이러한 연구 결과가 있다고 해도, 온종일 소처럼 되새김질하는 사람이 모두 로켓 과학자처럼 똑똑해지지는 않으므로, 지능지수IQ를 올리겠다고 씹는 행위에만 의지하지 않길 바랍니다.

식도

일단 음식을 씹어 삼키면 음식은 입 뒤쪽에서 식도를 따라 아래로 이동합니다. 하지만 파티에 참석한 순간 같은 때에 꼭 음식이 다시 올라와 사장님의 고급 맞춤 소파를 포함해 사방으로 흩뿌려질 수 있습니다. (이는 식도에서 가장 흔한 문제이며, 위산이 자극을 촉진합니다.)

식도염esophagus**의 유형**

- **부식성**caustic: 화학물질을 흡입해서 생긴 자극 때문에 발생합니다.
- **약물유발성**drug-induced: 코팅하지 않은 약물을 삼켰을 때 유발됩니다.
- **호산구성**eosinophilic: 음식 알레르기 때문에 생깁니다.
- **감염성**infectious: 바이러스(단순포진, 거대세포바이러스), 진균(칸디다), 기생충이나 세균 감염 때문에 일어납니다.
- **림프구성**lymphocytic: 2006년에 발견되었습니다. 림프구 양이 눈에 띄게 증가합니다. 이 유형은 크론병, 위식도역류질환, 셀리악병과 관련이 있습니다.

때로 면역 체계가 약한 환자에게서 진균, 효모 또는 세균이 과도하게 성장하면, 감염성 식도염을 유발해 부종과 자극을 일으킵니다. 감염성 식도염의 일반적인 증상은 삼킬 때 느끼는 통증과 아무것도 삼키지 못하는 현상입니다. 식도에서 서로 다른 미생물 100종 이상을 발견했는데, 이들 중 몇몇은 문제를 일으킬 수 있습니다.[25] 화학요법을 받는 사람이나 에이즈로 인해 약물치료를 받아서 면역 반응이 억제된 사람은 특히 식도 감염에 취약합니다.

심지어 인후암과 목에 상주하는 세균 사이에 연관성이 있다고 보는 연구도 있습니다.[26] 바이러스 또한 입과 목에 큰 피해를 입힐 수 있습니다. 성적 접촉으로 전염되는 인유두종바이러스HPV가 구강암과 인후암 발생에 대한 책임이 크다고 합니다.[27] 미국질병통제예방센터CDC에 따르면 인유두종바이러스는 미국에서 구강인두암의 70%를 일으킨다고 합니다. 구강성교와 진한 키스가 인간유두종바이러스를 전파하는 경로입니다. 구강 인유두종바이러스에 걸릴 가능성은 한 사람이 가지는 성적 파트너 수와 직접적으로 관련이 있습니다.

위식도조임근LES 또는 LES 접합부가 식도와 위를 연결합니다. 이 체계는 근육으로 이뤄진 밸브처럼 작동합니다. 위식도조임근은 음식이 지나가고 나면 닫혀야 하고, 이후에도 쭉 닫혀 있어야 위가 철저히 일할 수 있습니다.

---

*   *Human papillomavirus*
**   Lower Esophageal Sphincter

위식도조임근

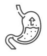

튀긴 음식과 기름진 음식으로 식단을 가득 채웠다면 위식도조임근이 문을 닫는 데 어려움을 겪습니다. 이로 인해 위산이 식도로 재차 흘러 들어가서 위산역류 혹은 속쓰림을 유발합니다. 파티에서 자주 접하는 커피, 초콜릿, 박하, 술, 지방 같은 음식도 역시 밸브를 약화시켜서 위장이 음식을 처리하는 능력을 저해합니다. 이 근육 밸브가 자주 느슨해져서 만성화되면 의사는 보통 위식도역류질환GERD으로 진단합니다.

많은 의사들은 생활 습관을 수정하거나, 처방전 없이 살 수 있는 약을 복용하면 간헐적으로 속이 쓰린 증상을 완전히 없앨 수 있다고 말합니다.

만약 위식도역류질환에 걸렸다면 금연해야 합니다. 담배는 침 생성을 억제하고, 식도와 위 사이에 있는 근육을 이완합니다. 담배는 음식을 삼켜서 아래로 내려 보낼 때나 데이트 상대에게 멋진 인상을 주고 싶을 때도 좋지 않습니다.

배가 나왔다면 체중을 감량해야 합니다. 위식도역류질환 때문에 고통스러울 때 복압을 낮추면 위산이 새거나 역류할 가능성이 줄어

•   Gastroesophageal Reflux Disease

듭니다.

자기 전 두세 시간 정도는 아무것도 먹지 말아야 합니다. 몸을 수평으로 만들면 위산이 식도로 훨씬 쉽게 올라옵니다. 자려고 눕기 전에 위산이 더 이상 생성되지 않게 음식을 소화할 시간을 충분히 줘야 합니다. 식사 후에 TV를 보며 앉아 있다가 잠드는 사람이라면 미리 간단하게 산책하도록 노력해야 합니다. 그다음에 의자로 돌아왔을 때 베개로 등을 받치는 것도 잊지 마세요. 그렇게 하면 위가 훨씬 편안해질 것입니다.

만약 위식도역류질환으로 진단되었다면 의사는 이를 약물로 치료할 것입니다. (때로 편의점에서도 살 수 있는) H₂ **수용체 길항제**는 위에서 생성하는 산의 75%를 차단합니다. 이 약은 제산제보다 더 장기간 증상을 가라앉히지만, 적어도 식사 30분 전에 복용해야 합니다.

프로톤 펌프 억제제PPI는 위식도역류질환을 퇴치하려고 사용하는 처방약입니다. 이 약은 위산 생성량의 90%를 억제합니다. 위식도역류질환이 훨씬 심각한 경우에 이 약을 권장하는데, 증상을 싹 없앱니다. 다카기 등이 프로톤 펌프 억제제와 장내 미생물군계 사이의 영향을 연구한 결과에 따르면, 프로톤 펌프 억제제 사용자와 비사용자의 장내 미생물군계에서 유의미한 차이를 발견했습니다.[28] 프로톤 펌프 억제제를 복용하면 장에서 감염에 더 잘 걸리거나, 현

•• Proton-Pump Inhibitors

재 면밀히 조사 중인 다른 질환에 더 민감하다는 연구가 몇 가지 있습니다. 따라서 프로톤 펌프 억제제는 소화기내과 의사가 처방한 경우에만 장기간 복용할 수 있습니다. 같은 약을 오랫동안 계속해서 먹는 경우에는 환자의 크레아티닌 수치를 매년 검사해야 하고, 일반 혈액 검사는 2년에 한 번, 비타민B$_{12}$ 수치는 5년마다 확인해야 합니다.[29]

이러한 치료를 받았는데도 위식도역류질환 증상이 지속된다면 근원적인 의학 상태를 추가로 검사해야 합니다. 위식도역류질환을 진단하는 정확한 간이 검사가 없으므로, 의사는 다음과 같은 진단 방법 몇 가지를 제안할 것입니다.

위식도역류질환을 **상부 소화관 내시경**으로 정확하게 진단할 수 있습니다. 이 검사는 의사가 환자에게 가벼운 진정제를 투여한 뒤, 목구멍 안으로 카메라가 달린 작고 유연한 튜브를 삽입해 이뤄집니다. 의사는 카메라를 통해 식도를 보면서 의심스럽거나 염증이 생긴 부위가 있는지 확인합니다. 때로 작은 겸자나 조직 절개용 가위를 관으로 통과시켜 생체 검사를 할 수도 있습니다. 이때 의사는 관을 통과한 작은 겸자로 식도에서 작은 조직 표본을 채취합니다. 현미경을 통해 위산이나 감염 또는 다른 이유로 조직에 손상이 생겼는지 확인합니다.

• 신장기능검사의 일종 —옮긴이

식도 pH 검사를 할 때는, 24시간에서 48시간 동안 식도에 작은 장치를 삽입합니다. 이 장치는 여러분이 일하는 동안에도 온종일 식도로 산이 들어오는 양을 감시합니다. 의사는 이 검사를 통해서 환자의 속쓰림이 얼마나 심각한지 알 수 있습니다.

위

위는 좌측 상복부에 위치하고, 근육으로 이뤄진 기관입니다. 위는 음식을 소화하려고 산과 효소를 분비합니다. 위주름rugae이라고 불리는 융기들은 근육 조직이며, 위를 따라 늘어서 있습니다. 위주름은 위에 충분한 공간을 주려고 늘어났다가 수축하며, 소화를 촉진하기 위해 음식을 휘젓습니다. 위 속은 산도가 높기 때문에 미생물 대부분이 생존할 수 없지만, 연쇄상구균, 포도상구균*Staphylococcus*, 유산균, 펩토연쇄상구균*Peptostreptococcus* 등 몇 가지 기본적인 세균이 살고 있습니다.

이러한 세균들은 보통 존재하기는 해도 감염 수준까지 증식하는 경우는 드뭅니다. 하지만 헬리코박터 파일로리는 흔한 위장 속 세균이며, 만성위염과 소화성 궤양을 일으킵니다. 또한 헬리코박터 파일로리는 위암을 일으키는 인자이기도 합니다. 헬리코박터 파일로리에 감염되면 배가 고플 때 복통이 악화되거나, 메스껍고, 식욕이 떨어지며, 트림이 잦아지고, 배가 빵빵한 느낌이 들면서 체중이 감소합니다.

항원antigen은 주로 세포, 바이러스, 진균, 세균 표면에 있는 단백질로서, 면역 체계를 자극해 항체antibody를 생산합니다.

혈액 또는 대변 **항원 검사**로 헬리코박터 파일로리 감염을 진단할 수 있습니다. 헬리코박터 파일로리는 요소호기검사로도 진단할 수 있습니다. 대개 이 균은 항생제로 치료합니다. 마누카 꿀과 같은 자연요법이 헬리코박터 파일로리의 수를 암을 유발하는 한계점보다 낮게 유지한다고 알려졌지만, 이에 대해선 연구가 좀 더 필요합니다. 레몬그라스 오일과 같은 자연요법과 특정 프로바이오틱스를 때로 처방합니다. 천연 제품에 관해서는 추가 연구가 필요합니다. 모든 치료는 후속 검사를 실시해야 합니다.

영화 〈냉혈한In Cold Blood〉을 본 사람이라면 비스테로이드항염증제NSAIDs를 사탕처럼 먹으면 그 결과로 위궤양과 어쩌면 정신병적 행동까지 나타난다는 것을 알고 있습니다. (비스테로이드항염증제에는 아스피린, 이부프로펜, 나프록센 등이 있습니다.) 이 같이 처방전 없이 살

• 호주와 뉴질랜드에 서식하는 마누카 덤불에서 벌이 꿀을 채취해서 만듭니다.
•• Nonsteroidal Antiinflammatory Drugs

수 있는 약들은 혈액이 응고하는 능력을 떨어뜨릴 수 있습니다. 특히 아스피린은 위벽을 보호하는 물질의 생성을 억제합니다.

소화관이 정상적으로 작동하면 음식은 위에서 4시간 이상 머물지 않아야 합니다. '최애' 음식이라도 예외는 없습니다. 시간이 지나면 음식은 가스를 생산합니다.

위마비gastroparesis라고 불리는 상태는 배가 음식을 비우는 데 너무 오래 걸릴 때 발생합니다. 위마비 환자는 음식을 몇 입만 먹어도 메스꺼움, 복부 팽만감, 복통, 위산역류, 포만감을 경험합니다.

미즙chyme은 음식이 위에서 죽처럼 변한 것입니다. 이는 불완전하게 분해된 음식과 소화하는 동안 나온 분비물이 합쳐진 진한 액체입니다.

의사는 여러분의 식단과 활동을 바꿀 뿐만 아니라 위를 비우는 약을 처방하기도 합니다. 음식을 씹는 동안 위에서 생성한 산은 음식을 작은 입자로 잘게 분해해 유문pylorus이라고 불리는 밸브 같은 입구를 거뜬히 통과할 만큼 잘게 부숩니다.

유문

유문은 라틴어로 문지기라는 뜻입니다. 소장에 있는 스팸 메일 분류기라고 생각하면 됩니다. 음식이 소장으로 넘어가려면 음식 입자(미즙)가 10센트 동전 두께의 절반 정도여야 합니다. 그보다 큰 입자는 다 튕겨 나오죠. 간혹 유문이 좁아져서 유문협착증pyloric stenosis이 발생하기도 합니다. 이 질환은 영아에게 흔합니다. (남아에게서 더 흔합니다.)

복부가 팽창했는데 오직 구토를 해야만 완화되거나, 식사 후에 구토를 분수처럼 내뿜은 다음 배고픔을 느끼거나 탈수 증세를 동반하면 유문폐쇄pyloric obstruction가 생겼을 수 있습니다. 체중이 줄기도 하고, 수유 혹은 식사 후에 위 전체 수축도 흔하게 일어납니다. 유문협착증에 걸렸다면 보통 수술해야 합니다.

소장

일단 음식이 유문을 통과하면 십이지장이나 소장의 첫 부분으로 들어갑니다. 여기서 담낭에서 나오는 담즙과 췌장에서 분비하는 소화액이 음식과 함께 섞입니다. 소장은 가운뎃손가락만큼 두껍고, 길이는 6~7.6미터로 테니스 코트 폭만큼 넓으며, 고리 모양으로 접힌 관입니다. 음식은 최대 이틀 동안 소장에서 늑장을 부릴 수 있지만, 산과 항균물질 덕분에 세균이 성장하는 것은 제한됩니다.

소장은 음식의 90%를 흡수합니다. 그래서 서두르지 않고 시간당 약 1.8미터를 이동하는데, 국회가 일하는 속도와 거의 비슷합니다.

연구에 따르면, 소장 속 미생물이 소장에서 지방을 소화하고 흡수하는 것을 둘 다 조절한다고 합니다.

소장세균 과증식

복부 팽만감, 복통 그리고 설사는 소장 상부에 세균이 과다하게 증식해서 나타난 증상일 수 있습니다. 일부 세균은 소장에서 열린 파티에 일찍 와서 음식에 달라붙기 때문에 증상은 식사 직후에 바로 나타납니다. 세균이 음식을 모조리 흡수할 때까지 오랫동안 머무르는 상태를 소장세균 과증식이라고 합니다.

소장세균 과증식SIBO 증상

- 복부 불편감
- 복부 팽만감
- 변비
- 설사
- 방귀와 트림
- 더 심각한 경우: 피로, 허약, 체중 감량, 비타민 결핍과 관련된 증상

소장에서 오랫동안 머무는 세균들은 수소 등의 가스를 배출해서 복부 팽만감과 설사를 일으킵니다. 소장세균 과증식은 소장에서 비정상적인 운동성과 적게 분비된 위산 때문에 발생합니다. 장에 생긴 면역 기능 장애와 소화관의 해부학적 이상도 소장세균 과증식에 걸릴 가능성을 높입니다.

소장은 음식을 아래로 밀어내려고 일련의 근육을 수축시킵니다. 장 수축이 약하거나 무질서해서 세균을 밖으로 내보내지 못하면 세균은 통제할 수 없을 만큼 증식합니다.

소장을 심하게 뒤틀린 호스라고 생각하면 이해하시기 편합니다. 안팎에서 오는 압박 때문에 호스 어딘가가 막히면 음식이 뒤로 밀려나면서 압력을 축적합니다. 세균은 움직임이 일정하지 않은 부위에 서서히 쌓입니다. 찌꺼기가 쌓여서 막힌 관과 비슷합니다. 압박은

•   Small Intestinal Bacterial Overgrowth

종양, 지방 분해 과정, 흉터 조직, 자궁내막 조직, 확대된 장기나 기형이 빚어낸 외부 압박 때문에 이차적으로 나타날 수 있습니다. 내부에서 막히는 현상은 종양 때문에도 발생합니다. 마지막으로, 장을 자극하는 신경이나, 결합조직, 소장을 구성하는 근육에서 손상이 일어날 때도 장이 막히거나 세균이 과다하게 성장할 수 있습니다. 본질적으로 세균이 과다하게 성장하는 이유는 세균 자체의 문제가 아니라 대개 장이 규칙적으로 움직이지 못하기 때문입니다. 이러한 모든 병인이 관계가 없다고 판별될 때 남은 것이 바로 미생물군 불균형입니다.

과민대장증후군

시리얼을 먹었다면 음식물은 우리가 인식하지 못한 상태에서 창자 속을 여행합니다. 그러나 과민대장증후군IBS을 앓는 사람에게 이러한 근육 수축은 통증을 일으킵니다. 과민대장증후군이 발생하는 원인은 알려지지 않았지만, 보통 소화관이 비정상적으로 움직이거나 뇌와 소화관이 소통하는 과정에서 차질이 생긴 결과입니다. 소

●●   Irritable Bowel Syndrome

장의 이러한 비정상적인 운동성은 복부 팽만감이나 메스꺼움, 구토 그리고 변비와 관련이 있습니다.

소장에 영향을 미치는 다른 소화기 질환으로는 궤양(드물다), 셀리 악병, 크론병, 암(드물다) 그리고 보통 흉터 조직 및 탈장 때문에 발생하는 폐쇄가 있습니다.

대장

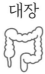

소장이 영양소 대부분을 흡수하고 나면 남은 섬유질과 노폐물은 대장으로 이동합니다. 대장에서는 물과 소금을 재흡수합니다. 대장 혹은 슈퍼히어로 내장SH!T을 결장이라고도 부릅니다. 대장은 길이가 약 1.5∼1.8미터고, 근육 조직으로 촘촘히 이뤄져 있습니다. 구획을 나눠본다면 소장에서 올라가는 방향으로 맹장, 상행결장, 횡행결장, 하행결장, S자 결장, 직장, 항문관으로 이어집니다.

소화관 이전 부분에 미생물이 중간 정도 존재한다면 대장에는 미생물이 넘쳐나고, 특히 맹장에 가장 많습니다. 맹장은 우측 하복부

* 82쪽을 참고해 주세요.
** SH!T, Super Hero InTestine(이 책의 원제목 LET'S TALK SH!T에서 나온 용어입니다. ―옮긴이

똥이 약이다

에 위치합니다. 맹장은 전체 대장 중에서 가장 넓은 부분이고, 길이가 약 5센티미터, 즉 보통 펜 길이의 3분의 1쯤 됩니다. 맹장은 소장에서 소화되지 않은 음식 찌꺼기를 그대로 넘겨받으면서 가장 큰 충격을 받습니다. 건강한 사람이라면 맹장 내벽이 두껍고, 맹장이 미생물을 살려두기에 알맞은 환경을 제공합니다. 미생물은 무성한 점액 내벽에 달라붙어 음식 분자를 추가로 분해합니다. 맹장이 소장보다 세균을 100배 이상 가진다고 합니다. 이러한 세균은 종류가 다양하고 혐기성균(예를 들어, 프레보텔라, 라크노스피라세, 리케넬라)도 있습니다. 혐기성균은 잘 소화시킬 수 없는 복합 탄수화물을 처리합니다. 또한 맹장은 모든 세균이 사는 저장고라서, 모선母船이라고도 부릅니다. 이곳에서는 연동운동이 역방향으로 발생하므로, 저장 창고 역할을 합니다. 맹장을 제외한 대장에서는 연동운동이 일어나서 우리가 음식을 삼키는 순간부터 배변할 때까지 음식이 앞으로 나아가게 돕습니다. 이러한 곳에서 일어난 역방향 연동운동은 음식을 저장하고, 세균이 해야 할 일을 가능하게 합니다. 대변 미생물 이식FMT(이하 '대변 이식')의 성공은 대변을 맹장에 정확하게 위치시킬 수 있는지에 달려 있습니다.

대략 성인 대장에 미생물 100조 개가 살면서 장내 미생물군계를 구성한다고 추정합니다. 여기서 세균은 음식을 짧은사슬지방산으

••• Fecal Microbiota Transplant

로 발효하는 효소를 생산합니다.

장내미생물먹이MAC는 바나나, 콩, 브로콜리, 양배추, 콜리플라워, 방울다다기양배추, 통곡물 같은 음식 속 소화되지 않는 탄수화물을 뜻합니다. 이 탄수화물을 소장에서는 소화하지 못하지만, 대장에서는 발효하거나 대사 작용을 합니다. 내장 속 미생물이 장내미생물먹이를 먹어서 짧은사슬지방산과 같은 유익한 화합물로 바꿉니다. 장내미생물먹이가 부족하면 염증이나 염증성 질환이 생깁니다.[30]

또한 대장은 바이러스와 진균이 병원균이 증식하는 것을 방해하고, 비타민B와 K를 합성하는 곳입니다. 여기에서 바로 똥shit이 생깁니다. 또한 미생물군 불균형은 숙주에게서 일어나는 염증 및 자가면역 상태와 상관관계가 있습니다. 식단에 장내미생물먹이(섬유질 식품)가 부족하면 미생물이 대장 내벽의 점액을 갉아 먹어서 염증을 유발합니다.* 이를 장누수증후군leaky gut syndrome이라고 합니다. 따라서 섬유질을 적게 먹으면 병원균이 혈류에 접근할 가능성이 높아집니다.

맹장 속 미생물군은 클로스트리듐 디피실리균같이 병원성을 잠

---

* 소화되지 않은 입자가 뚫린 혈류를 따라 누출됩니다.

재적으로 지니면서 미생물 수가 적은 개체까지 포함합니다. 이러한 균은 항생제로 치료받은 후에 번성합니다. 클로스트리듐 디피실리균 감염은 선진국에서 가장 흔한 병원감염입니다. 이는 경증 혹은 중증 설사부터 생명을 위협하는 대장염과 (결장이 비정상적으로 팽창하는) 독성거대결장까지 유발합니다.

65세 이상 11명 중 1명이 클로스트리듐 디피실리균 감염을 진단받고 한 달 이내에 사망합니다. 클로스트리듐 디피실리균 감염 발병률은 지난 10년 동안 증가해 왔습니다. 클로스트리듐 디피실리균 감염을 치료하는 데 들어가는 비용은 입원 환자 1명당 약 8,900달러에서 3만 달러까지 다양합니다. 이 비용을 병원과 보험 가입자 그리고 개인이 일하지 못할 때 사회 전체가 분담해야 합니다. 클로스트리듐 디피실리균 감염이 위험하다는 인식이 높아졌음에도 불구하고, 치료법에 대한 합의는 여전히 이뤄지지 않았습니다. 병원들이 클로스트리듐 디피실리균 감염을 예방하기 위한 안전 절차를 지키지 않고 환자를 돌보는 의무를 다하지 않았다는 소송까지 제기되었습니다. 하지만 병원 위생은 클로스트리듐 디피실리균 감염이 발생하는 것과 전혀 관련이 없을 수도 있습니다.

클로스트리듐 디피실리균 감염 때문에 커지는 부담을 해결할 방법은 장내 미생물군계에 존재할 수 있습니다. 클로스트리듐 디피실리균 감염을 유발하는 미생물군 불균형이 있는 환자에게 대변 이식 (환자가 자기 대변을 이식하는 **자가이식**이나 건강한 공여자의 대변을 이식하는 이종이식)이 전통적인 항생제 요법에 비해 더 나은 대안이라는 실질적인 증거가 실재합니다. 2013년부터 재발성 클로스트리듐 디피실리균 감염을 치료하려고 대변 이식을 시행했을 때 92%의 성공률을 보이며 생명을 구하는 시술로 인정받았습니다. 미국 식품의약국FDA은 이 절차를 공식적으로 승인 및 거부조차 하지 않은 상태에서 이를 '허용'하려고 집행 재량권을 사용했습니다.

대장에서 생기는 흔한 질병으로는 암, 용종, 궤양성대장염ulcerative colitis, 게실염diverticulitis, 과민대장증후군이 있습니다. 염증성장질환은 만성 염증성 질환인 궤양성대장염과 크론병을 포함합니다. 이 질환들 모두 뒤에서 논의할 것입니다.

피부암을 제외하면 대장암colorectal cancer은 미국에서 남녀 모두에게 세 번째로 흔한 암이며, 연간 26만 명 이상이 사망합니다. (이보다 사망자가 더 많은 암은 폐암과 기관지암뿐입니다.) 대변에 혈액이나 직장 내 출혈이 있고, 45세 이상이라면 매년 고감도 대변잠혈검사FOBT와 대장내시경 검사를 받아야 합니다. 또 다른 이유는 이것이 체포되지 않고도 합법적으로 똥을 소포로 부칠 유일한 기회일지도 모르기 때문입니다. 용종과 대장암에서 모두 피가 날 수 있으며, 대변잠혈검

- 암이 될 수 있는 여분 조직
- 대장에 걸쳐 생기는 궤양
- 대장 내 주머니에 생기는 염증 혹은 감염
- 경련, 복부 팽만감, 설사 및 변비 또는 둘 다 일으키는 경직성 대장 질환
- Fecal Occult Blood Test

사를 통해서 육안으로 보이지 않는 대변 속 혈액을 검사합니다.

직장

　대장이 물과 전해질을 재흡수하고 마지막으로 남은 노폐물이 바로 대변 혹은 분변입니다. 이 노폐물을 대장의 뒷부분에 저장합니다. 대장의 이 부분은 S자 결장으로 알려져 있는데, 그리스 문자 'S' 또는 시그마에서 이름이 유래했습니다. S자 결장은 직장과 연결되어 있습니다.

　직장은 하부 소화관의 일부며, 길이가 약 20센티미터고, 가장 넓은 지점의 직경은 약 6.3센티미터입니다. 직장은 항문과 연결되어 있습니다.

　운이 좋은 사람이라면 건조된 대변이 S자 결장과 직장에 쌓이고, 결국 압력이 가해지면서 변의를 느낍니다. 이런 운이 없다면 이 책에서 「똥이 안 나와!」를 추천합니다.

　직장염proctitis은 직장 내벽에 염증이 생기는 질환으로, 점점 흔해지고 있습니다. 이 질환은 대변을 눌 때 고통을 유발하거나 출혈을 일으키고, 점액을 배출시킵니다. 이는 크론병이나 궤양성대장염에서 발견할 수 있습니다. 또한 성교를 통해 전파되는 미생물군인 임균*Neisseria gonorrhoeae*(임질), 매독균*Treponema pallidum*(매독)에 의해 생기거나, 항문 성교를 통해 감염되는 단순포진바이러스*HSV, Herpes simplex virus* 때문에 발병합니다.

직장염은 항생제 치료 후 살모넬라나 클로스트리듐 디피실리균에 의해서도 드물게 발생합니다. 또는 방사선 치료의 부작용일 수도 있습니다.

항문

항문은 직장 바닥에서 시작하며, 소화관이 끝나는 곳이자 몸 밖으로 나가는 출구입니다. 외부 괄약근이라고 불리는 원형 근육이 항문 벽을 형성하며 항문을 닫힌 상태로 유지합니다. 분비샘에서 액체를 방출해 항문을 촉촉하게 유지합니다.

치핵hemorrhoids은 항문에 생기는 가장 흔한 골칫거리입니다. 항문의 내부나 외부에서 정맥이 부풀어 올라서 생깁니다. 가장 흔한 원인 두 가지는 임신과 배변 중에 가해지는 압력입니다. 크기가 작은 것은 치료하지 않아도 나아질 수 있습니다. 가정에서 행하는 흔한 치료법으로는 좌욕(배변하고 나면 언제나 할 것), 작은 얼음 팩, 치질용 수축제 물티슈, 국소 마취제가 들어 있는 치질 크림을 적용하거나, 부드러운 표면 위에 앉는 것이 있습니다.

좌욕 sitz bath

깨끗한 욕조에서 시작하거나 변기에 부착하는 작은 플라스틱 좌욕 용기를 구매합니다. 따뜻한 물을 8~10센티미터 채웁니다. 일부 제품에는 좌욕 용기에 따뜻한 물을 계속 공급하는 장치가 딸려 있습니다. 의사에게 베이킹 소다나 소금을 첨가해도 되는지 물어보세요. 10~20분 동안 앉아 있다가 깨끗한 수건으로 엉덩이를 가볍게 두드려 말립니다. 하루에 여러 번 반복하면 좋습니다. 용기를 깨끗하게 유지하고, 사용 후에는 세척용 화학물질이 남지 않도록 잘 헹굽니다.

장기적인 해결책으로는 섬유질을 양껏 섭취하고, 운동 시간을 늘려야 하며, 물을 많이 마셔야 합니다. 크기가 큰 만성 치핵이 있다면 병원에서 고무줄 같은 것으로 치핵을 결찰하는 시술도 고려해야 합니다.

치열 anal fissures은 항문관 피부가 찢어지는 병입니다. 이 역시 배변할 때 통증을 유발합니다. 이는 유아에게 흔하지만 모든 연령대에서 나타날 수 있으며, 변비나 염증성 장질환 때문에도 흔히 발생합니다. 치열도 섬유질 섭취를 늘리거나 좌욕과 같은 간단한 치료로 나아집니다.

항문암anal cancer은 항문 주변에 드물게 생기는 질환입니다. 항문 성교를 통해 전염되는 **인유두종바이러스** 감염은 항문암에 걸릴 가능성을 증가시킵니다. 항문 성교를 하면 항문포진에 걸릴 위험성도 올라갑니다. 환자들은 보통 항문 주변에 잠깐 나타났다가 사라지는 통증을 호소합니다.

결론

대장에서 음식이 이동하는 데 평균 40시간을 소요합니다. 그러나 남성과 여성 사이에는 상당한 차이가 있습니다. 남성은 33시간이고 여성은 47시간입니다. (여성은 느린 것이 아니라 철저하다는 것을 알아주세요.) 씹을 때부터 똥을 쌀 때까지, 음식이 여행하는 시간은 24시간에서 72시간 정도 걸립니다.

똥을 얼마나 자주 싸야 할까요? 다시 한번 말하지만, '완벽하게 똥을 싸는 사람' 같은 정의는 없습니다. 어떤 사람은 하루에 세 번, 또 어떤 사람은 일주일에 세 번 똥을 쌉니다. 혹시 조그맣고 어두운 색 변을 눈 다음에 복통과 복부 팽만감이 생겼다면, 변비일 가능성

● 단순포진바이러스(HSV)에는 입술 주위에 생기는 HSV 1형과 생식기 주위에 생기는 HSV 2형이 있습니다.

이 높습니다. 다음 장에서 그 문제를 다룰 것입니다.

만약 음식이 위에서 오래 머무른다거나 분해되지 않는다면 음식은 썩습니다. 부패하는 음식은 가스를 생성합니다. 위에서부터 직장까지 위장관 전체를 급수용 호스라고 생각해 봅시다. 어느 지점에서든 입구가 닫히지 않거나 막힌다면 시스템 전체가 멈춰 섭니다. 어디든 막히는 곳이 생기면 정상 과정에 변화를 만들고, 압력, 가스, 복부 팽만, 복통을 일으킵니다. 바로 다음 장을 계속 읽어야 할 좋은 이유가 아니겠습니까?

방귀를 부르는 음식

그들이 지옥 불 같은 방귀를 뀌게 놔두자···
내게 수확할 양배추가 있는 한,
해양 외과의사의 수치인 괴혈병 환자를 단 한 건도 만들지 않으리라.
패트릭 오브라이언, 『황량한 섬』에서

평균적으로 사람은 주위 사람이 손가락을 잡아당기든 말든 하루에 약 열네 번 방귀를 뀝니다. 장내 가스는 주로 수소, 질소, 이산화탄소와 같은 냄새가 나지 않는 기체로 구성됩니다. 또 다른 성분인 황화수소에서는 썩은 달걀 냄새가 나지만, 화학구조상 사촌쯤 되는 디메틸설파이드dimethyl sulfide에서는 좋은 포트와인 맛같이 좀 더 달콤한 여운이 있습니다. 하지만 사람들 3분의 1은 장내 가스에 **메탄**methane을 함유합니다.

메탄은 주로 장내 세균인 메타노브레비박터 스미시*Methanobrevi-bacter smithii*에 의해 생성됩니다. 이는 소장 내 느린 수송과 높은 칼

•   손가락을 잡아당기면 방귀를 뀌는 광대의 개그 —옮긴이

로리 흡수와 관련이 있습니다. 그래서 일부 연구에서는 메탄과 비만이 연관성이 있다고 시사합니다.[31]

대변에 메탄이 들었다면 대변이 물에 둥둥 뜹니다. 그렇다고 이것이 자녀의 교내 과학 박람회에 걸맞은 실험은 아니니, 부모님들께서 혼자만 알고 계시길 바랍니다.

방귀에 불 붙이기—사실일까요 아니면 도시 전설일까요?
의학적으로 허가되진 않았지만, <u>소트 회사</u>에 따르면, 방귀 성분에 불을 붙일 수 있습니다. 불꽃이 띠는 색깔로 방귀 속에 무엇이 있는지 어느 정도 알 수 있습니다. 주황색 불꽃은 수소를, 파란색은 메탄을 나타냅니다.

장내 가스를 (가스 수집 풍선 카테터를 통해) 측정한 연구자들은, 배에 가스가 차서 불평하는 사람이 방귀를 더 자주 뀌는 것은 사실이지만, 가스 총 용량은 건강한 사람과 차이가 없다는 점을 발견했습니다.[32] 그렇게 다음과 같은 결론을 도출했습니다. 1) 연구자가 삶을 흥미진진하게 만들었다. 2) 연구 대상으로 자원봉사를 기꺼이 하는 사람들이 진정한 영웅이다.

더불어 이 연구 팀은 배에 가스가 차서 불평하는 무리에서 장내

•• Thought Co. 미국의 의료상담업체 —🗨옮긴이

미생물군계가 불균형하다는 뚜렷한 증거를 발견했습니다. 건강한 그룹과 불평하는 그룹의 미생물군은 주요 세균 계열이 유사했지만, 더 작은 세균 계열에서는 서로 현저한 차이가 있었습니다. 결론적으로 이들은 "배에 가스가 차는 증상을 호소하는 환자들은 장내 가스에 대한 내성이 떨어진다. 이 증상은 미생물 생태계와 관련이 있다"라고 지적했습니다.

그러나 가스가 항상 소화기 건강을 악화했다거나 미생물군이 불균형하다는 징후는 아닙니다. 가스 때문에 단순히 불편할 뿐입니다. 특히 엘리베이터에 꼼짝없이 갇혔을 때 더 불편함을 느낄 순 있습니다. (엘리베이터에 갇힌 사람을 포함해서) 대다수에게 소화관에 관한 최고의 조언을 줄 때, 섬유질을 섭취하고 운동을 계속하라고 말합니다. 흔히 세균은 음식이 느리게 이동하는 장에서 과다하게 증식합니다. 그러므로 비정상적으로 가스가 찼다고 의심된다면 의사에게 진찰을 받아야 합니다. 아무도 방귀쟁이와 같이 살고 싶지는 않으니까요.

가끔 가스가 빠르게 가득 차는 경우도 있습니다. 유당불내증이 있다면 유제품을 먹은 지 약 30분 만에 가스가 찹니다. 어림잡아 특정 음식이 가스를 생산하는 데에는 6시간에서 8시간이 걸립니다. 하지만 특정 음식을 조합해서 먹는다면 가스가 차는 속도를 늦추거나 앞당길 수 있습니다. 영화 〈불타는 안장Blazing Saddles〉에서 단체로 방귀를 뀌는 장면을 보면서 배꼽 잡고 웃었던 분을 위해 설명하자면,

그렇게 여럿이 방귀 음악을 연주한 까닭은 이전 식사 장면에서 먹었던 콩 때문이라고 짐작합니다.

소화기내과 의사들 사이에서 가스를 많이 생성하는 식품이 무엇인가라는 주제는 항상 인기 있습니다. 사람들은 방귀를 유발하는 음식 목록을 알고 있지만, 실제로는 사람마다 제각각인 장에서 음식을 처리하는 과정이 다릅니다. 어떤 이에게는 방귀를 터무니없이 많이 만드는 음식이 다른 이에게는 아무 역할도 하지 않을 수 있습니다. 방귀를 특별하게 만드는 것은 우리의 생물군계, 호르몬 그리고 개인의 유전학입니다.

콩

콩과 식물은 아마도 가장 악명 높은 가스 생산자일 것입니다. 하지만 이 조그만 뿡뿡이 유발자들은 단백질과 영양분이 풍부하고 섬유질fiber의 좋은 공급원입니다!

F가 들어간 단어를 방금 사용했으니 그냥 대놓고 말하겠습니다. 성인은 매일 섬유질 25~38그램을 섭취해야 합니다. 익힌 흰색 강

• 95쪽을 확인해 주세요.

낭콩은 반 컵 제공량당 섬유질 10그램을 포함합니다. 깨끗이 먹어치우길 바랍니다. 얼룩덜룩한 강낭콩과 검은콩은 둘 다 탄수화물, 단백질과 섬유질이 풍부한 대신 지방은 적습니다. 음식 한 가지로 포만감과 섬유질, 배에 가스가 차는 느낌까지 전부 얻을 수 있습니다.

콩은 라피노스raffinose와 올리고당을 함유하기 때문에 가스를 생산합니다. 이 당 성분은 여러 채소에서 발견되며, 가스를 생성합니다. 콩에서 생기는 가스를 줄이는 가장 좋은 방법은, 말린 콩을 8시간 동안 찬물에 담가놓았다가 그 물을 비우고 신선한 물로 요리하는 것입니다.

병아리콩, 일명 가르반조콩Garbanzo Beans

후무스hummus는 인기 있는 지중해 음식이지만, 주재료인 병아리콩 때문에 가스를 극도로 많이 생성합니다. 콩과 마찬가지로 병아리콩도 건강상 이점이 크지만, 위에서 소화할 때는 비슷한 문제가 발생합니다. 그런데도 병아리콩과 그 이점을 여전히 즐기고 싶다면, 요리하기 전에 10~15시간 동안 물에 담가둬야 합니다.

병아리콩을 끓일 때는 냄비 윗부분에 나타나는 거품 층을 긁어내면 됩니다. 위가 남들보다 더 민감하다면 월계수 잎을 냄비에 휙 넣어도 좋습니다. 많은 사람은 월계수 잎이 소화를 돕는다고 주장합니다. 더불어 후무스가 단체 행사에서는 인기가 있지만, 내셔널 풋볼리그NFL 슈퍼볼 파티에서는 메뉴로 내지 않는 이유를 생각해 봅시다. 사람들은 배에 가스가 차도 파티에서 빠져나오지 못할 수도 있기 때문입니다.

아티초크

이 속이 꽉 찬 엉겅퀴는 식이섬유, 엽산, 비타민 C와 K를 공급합니다. 항산화제로 똘똘 뭉친 아티초크는 항산화 물질이 풍부한 음식 상위 20위 중 7위에 올랐다고 미국농무부USDA에서 발표했습니다. 치즈케이크 팩토리에서 찐 아티초크를 먹어본 적 있나요?

아티초크 한 개를 거뜬히 먹을 수 있지만 두 개쯤 먹고 나면 배가 가스로 빵빵하게 찹니다. 이유가 무엇일까요? 아티초크는 소화할 수 없는 섬유질인 프럭탄fructans을 많이 함유하기 때문입니다. 아티초크를 좋아해서 이를 안전하게 즐기고 싶다면, 아티초크 통조림을 권합니다. 이 경우 액체와 방부제 속에 몇 달 동안 보관되기 때문에

• 미국 프랜차이즈 식당 —옮긴이

가스를 그렇게 많이 만들지는 않습니다. 아티초크에 관한 더 자세한 정보는「음식으로 드는 적금」에 나와 있습니다.

맥주

맥주는 역사상 가장 오래된 음료입니다. 고대 도자기를 화학적으로 실험한 결과, 맥주를 약 7,000년 전부터 마셨다는 사실이 밝혀졌습니다. 고대 이라크 수메르의 문명 도시 움마에서 발견된 기원전 2050년의 점토판에 맥주 영수증이 새겨져 있을 정도입니다. 그 사진을 보고 싶다면《위키피디아Wikipedia》「맥주의 역사History of Beer」로 들어가 보세요.

맥주를 마시면 속이 더부룩하고 부풀어 오르는데, 그 이유는 여러 가지입니다. 맥주에는 탄산이 들어 있으므로 거품을 내장에 축적합니다. 그리고 미국소화기학회American College of Gastroenterology에 따르면, "적당한 알코올 소비는 소장 세균이 과다하게 증식하는 현상과 관련"이 있습니다. 연구자들은 소장세균 과증식인지 진단하기 위해 락툴로오스 수소호흡검사LHBT를 받은 환자 198명을 대상으

• Lactulose Hydrogen Breath Testing

로 한 의무 기록에서, 알코올 소비량이 소장세균 과증식과 유의미한 상관관계가 있다고 밝혔습니다. 소장세균 과증식이 지닌 특징적인 증상 중 하나가 과다한 가스입니다.

옥수수

옥수수가 존재하는 유일한 목적은 기름을 추출하는 것일지도 모릅니다. 옥수수 한 입을 베어 물었을 때 할 수 있는 가장 적당한 말은 '좀 이따 보자'입니다. 옥수수 알갱이를 먹는다면 곧장 똥에서 전혀 변함없는 알갱이를 발견할 가능성이 충분하기 때문입니다. 옥수수는 영양가가 낮고, 소화에 아무런 도움이 되지 않으며, 유전적으로 과다하게 변형되었습니다. 우리는 영화관에서 팝콘을, 저녁 식사에서 옥수수를, 추수감사절에 옥수수 찜을 먹는 생활에 적응했습니다. 어떤 사람은 옥수수가 몸에 영양가 있는 채소라고 생각합니다. 불행하게도 현실적으로 옥수수를 통해 흡수할 수 있는 비타민이나 미네랄이 거의 없습니다. 옥수수가 가스를 만들지는 않지만, 그걸 소화하겠다고 소화관이 닳도록 고생할 가치는 없습니다.

샐러드

일반적으로 모든 녹색 채소는 가스를 생성하는데, 특히 날로 먹을 때 그렇습니다. 날로 먹기 운동은 1970년대부터 본격화되었습니다. 소화 문제가 있는 사람들이 날음식을 먹으면 복부 팽만감, 소화불량, 변비나 죽 같은 변, 체중 증량, 영양실조, 음식 알레르기, 면역력 저하 등을 일으킬 수 있습니다. 날음식을 소화하는 데는 에너지가 더 많이 필요하고, 소화관을 손상시킵니다. 사람 대다수가 생채소에 있는 일부 섬유질을 소화할 수 없습니다. 날로 먹으면 내장에 있는 세균한테 먹이를 더 주는 격입니다. 더 많은 세균은 더 많은 가스를 의미합니다. 여러분이 토끼가 아니라면 샐러드를 줄인 다음 소화가 개선되는지 살펴보세요.

견과류

게실증diverticulosis은 소화관에 작고 불룩한 주머니diverticula(게실)가 형성될 때 발생합니다. 이 주머니들이 염증을 일으키거나 감염되면 그 상태를 게실염diverticulitis이라고 부릅니다. 견과류와 씨앗류는 일부 사람들의 게실을 자극한다고 알려졌습니다.

견과류에는 지방과 섬유질 함량이 높아서 이를 제대로 소화하기까지는 시간이 걸립니다. 즉, 소화관을 지나는 데 시간이 오래 걸리므로 가스와 복부 팽만감이 생길 위험이 큽니다.

오래전부터 게실증 혹은 대장에 주머니가 있다면 견과류를 피해야 한다고 알려져 있습니다. 최근 연구에서 견과류가 심장질환을 예방한다고 보여줬습니다. 하지만 몸에 들어가는 다른 모든 음식과 마찬가지로, 위험성 대비 유익성 비율을 잘 살펴야 합니다. 예를 들어, 심장질환에 걸릴 확률은 적지만, 게실증 환자라서 견과류를 먹고 대장에 구멍이 날 가능성이 훨씬 크다면 선택은 간단합니다. 대장이 온전하고 이 주머니들이 없으면서, 가족력이나 높은 콜레스테롤 때문에 심장마비에 걸릴 위험이 상당하다면 견과류를 먹어도 좋습니다.

유제품

유당불내증이 있다면 유제품을 먹을 때 문제가 됩니다. 유당은 우유에 있는 천연 당입니다. 치즈나 아이스크림뿐만 아니라 유제품 대부분에 유당이 있습니다. 특히 아메리카 원주민이나 아프리카인 또는 아시아계 후손에게 유당을 소화하는 데 필요한 유당분해효소의 수준이 낮습니다. 또 어떤 사람은 치즈는 괜찮아도 사워크림은 먹을 수 없습니다. 유당을 섭취한 후 실시하는 수소호흡검사는 민감도와 간편함, 저렴한 비용, 비침습성 등의 장점이 있어서, 현재 유당불내증을 진단하는 최고의 방법으로 꼽힙니다.

유당불내증이 있는 사람들 대부분은 칼슘의 일일 필요량을 얻기 위해 소량의 유제품을 먹어도 됩니다. 어떤 사람은 치즈, 또 어떤 사람은 요구르트를 먹어도 견딜 수 있습니다.

요구르트와 같은 일부 유제품은 건강에 좋다고 광고합니다. 하지만 설탕을 넣어 향을 낸 요구르트는 나쁜 세균의 먹이가 되고, 탄수화물 함량이 높습니다. 그래서 유당불내증이 없는 사람에게도 가스와 복부 팽만감을 흔히 일으킵니다.

유당불내증lactose intolerance **증상**
- 복부 팽만감, 통증, 경련

- 복명음borborygmi(배에서 우르릉 혹은 꼬르륵 소리가 나는 것)
- 설사
- 고창(배에 가스가 차는 것)
- 메스꺼움
- 구토

파시오 등의 연구 팀은 유당불내증 환자는 유당이 함유된 음식을 피해야 한다고 결론 내렸습니다.[33] 그러나 유당불내증 환자를 치료하는 주된 방법은 식품 보충제로 유당분해효소를 투여하는 것입니다. 유당분해효소 외에도 베타갈락토시다제 활동을 발현하는 특정 균주의 프로바이오틱스도 유당불내증에 대한 내성을 개선합니다.

토마토, 가지, 피망

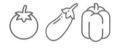

가짓과불내증nightshade intolerance의 몇 가지 증상

- 위산역류
- 관절염
- 호흡곤란
- 설사
- 속쓰림
- 과민대장증후군
- 가려움
- 관절통
- 장누수
- 구강 부종(드물다)

- 관절 부종

  일반적으로 토마토, 가지, 감자, 피망같이 가짓과에 속하는 식물은 건강한 식단을 이루는 중요한 요소라고 생각합니다. 하지만 이러한 음식의 주요 성분에는 심각한 위장 문제를 일으킬 잠재력이 있습니다. 모든 가짓과 식물에서 자연적으로 생성되는 글라이코알칼로이드glycoalkaloids가 가짓과불내증을 유발할 수 있습니다. 글라이코알칼로이드가 쥐에게 장염과 장누수증후군을 초래한다고 밝혀졌습니다. 피망의 경우, 매끄러운 껍질을 소화하려면 담낭에서 담즙이 나와야 합니다. 이러한 소화 방식 때문에 더 많은 가스가 생산됩니다.

  소장의 **융모**villi는 작은 손가락 모양의 돌기 조직으로서 장의 표면적을 증가시킵니다. 융모에는 물질을 혈류로 운반하며 영양소 흡수를 돕는 특수한 세포가 포함되어 있습니다.

-   먹었을 때 화상을 일으킬 수 있는, 맛이 쓴 화합물

빵과 파스타

글루텐은 밀과 보리 같은 여러 곡물에서 발견되는 단백질입니다. 지난 20년 동안 글루텐불내증이 증가하면 셀리악병으로도 알려진 복강스프루celiac sprue로 이어진다는 것이 밝혀졌습니다. 복강스프루는 소장의 융모에 손상을 동반하는 질병이라고 정의합니다. 글루텐에 반복적으로 노출되면서 결국 융모가 파괴됩니다. 어떤 이에게는 글루텐을 피하는 것이 삶과 죽음의 문제일 수 있습니다. 그러나 어떤 연구에 따르면 해당 질환이 없는 사람들에게도 글루텐이 복통, 팽만, 피로를 유발할 수 있다고 합니다.[34] 이것은 비셀리악 글루텐과민증으로 알려져 있습니다. 만일 빵과 파스타가 위장 문제를 일으킨다고 여긴다면 글루텐을 뺀 식단을 시도해 보세요. 어떤 사람은 몇 주 안에 나아지지만, 글루텐에 극도로 민감한 사람은 장을 정상화하는 데 6개월이 걸릴 수도 있습니다.

비셀리악 글루텐과민증NCGS 증상

일반적으로 글루텐 섭취와 밀접하게 연관되어 있고, 글루텐 섭취를 중단하면 사라집니다.

•• 167쪽을 확인해 주세요.
••• Non-Celiac Gluten Sensitivity

- 복통
- 배변 습관 변화
- 뼈 및 관절 통증
- 탈모
- 기분장애

- 복부 팽만감
- 피로
- 두통
- 발진 및 습진

오트밀

저는 과거에는 아무 증상이 없던 환자가 가스가 과다하게 찼다고 호소하는 새로운 증상을 가지고 올 때면 항상 흥미를 느낍니다. 보통 1~2분 안에 그들은 광고주가 말하는 "여름을 대비해 살을 빼세요!"를 따르기 위해 식단을 바꿨다고 말합니다. 거의 예외 없이 가스로 고통받는 이 희생자들은 오트밀 위주로 구성된 새로운 식단을 먹고 있었습니다. 귀리를 먹어본 적이 없는 사람 중 20%는 자신이 귀리 알레르기가 있다는 사실을 뒤늦게 발견합니다. 저는 "하지만 선생님, 저는 오트밀이 건강에 좋다는 것을 읽었습니다"라는 말을 수없이 들었습니다. 제 대답은 항상 다음과 같습니다. "맞는 말입니다. 하지만 귀리가 어떤 사람에게는 좋을 수 있지만 당신에게는 아닙니다." 오트밀에 다량 존재하는 수용성 섬유질이 일부 사람에게 가스가 잔뜩 생기는 현상을 일으킵니다.

브로콜리, 콜리플라워, 방울다다기양배추

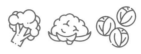

　모든 십자화과cruciferous 채소는 가스를 유발합니다. 콜리플라워, 양배추, 큰다닥냉이, 청경채, 브로콜리, 방울다다기양배추, 케일은 영양분이 풍부한 반면, 섬유질과 라피노스 때문에 가스 생산자라는 악명이 자자합니다. 라피노스는 소화되지 않은 상태로 남아 있다가 내장 속 미생물이 발효하면 가스를 생산합니다. 하지만 다양한 요리법으로 이들이 가스를 만들 잠재력을 줄일 수 있습니다. 불에 굽고 찌고 석쇠에 올려 굽고, 하고 싶은 대로 다 합시다!

소르비톨

스윗앤로우Sweet'N Low의 단맛은 그다지 달갑지 않은 장내 가스를 만듭니다. 과당과 마찬가지로 소르비톨을 지나치게 섭취하면 가스가 증가합니다. 소르비톨은 장에 물을 끌어들여 설사를 일으키는 당알코올입니다. 사과, 복숭아, 자두와 같은 일부 과일에서 자연적으로 발생하지만, 주로 사탕이나 껌의 인공감미료를 통해 만나게 됩니다.

공기 삼키기

공기삼킴증aerophagia은 분유를 먹는 유아나 트림하는 법을 연습하는 사춘기 소년 사이에서 흔합니다. 역시 이 때문에 배에 가스가 찹니다. 맥아유 셰이크나 밀크셰이크 같은 거품이 있는 음식을 조심해야 합니다. 그 모든 공기는 어디로든지 가야 하기 때문이죠. 소다처럼 거품이 일어나는 음료에 있는 당분과 탄산도 가스를 발생시킵

• 사카린으로 만든 인공감미료 브랜드 —옮긴이

니다. 심지어 건강식으로 잘 혼합된 스무디도 일부 사람에게는 문제를 일으킵니다. 흡연자와 껌을 씹는 사람은 공기까지 삼킨 후에 복부 팽만감과 트림, 장내 가스를 겪을 가능성이 큽니다.

해결책

부교감신경계parasympathetic nervous system는 휴식을 취할 때 신체 기능을 조절하는 자율신경계의 한 부분입니다. **부교감신경계**는 심장 박동을 늦추고, 장과 분비샘의 활동을 증가시키며, 위장 근육을 이완합니다. **교감신경계**sympathetic nervous system는 위협이나 부상과 같은 스트레스에 몸이 반응하도록 대비하는 자율신경계의 한 부분입니다.

장내 가스를 유발하는 음식을 피하면 가스 대부분을 줄일 수 있습니다. 특히 쪄서 먹는 요리법은 여러 음식에서 생성될 가스를 줄입니다. 물을 식사 중에 마시는 대신, 식사 30분 전에 마시면 도움이 됩니다. 잘 씹고 천천히 먹으면 공기를 삼키는 양도 줄이고, 소화를 개선할 수 있습니다.

일반적으로 제가 할 수 있는 소화기에 관한 최고의 조언은 다음과 같습니다. 앉으라. 음식을 열심히 씹으라. 그리고 먹는 것에 집중하라. 식사를 마치고 일어나서 산책하거나 뛰어다니지 마라. 운동을 하면 교감신경계와 부교감신경계 사이에 불협화음이 일어나 장에 혼돈을 일으킵니다.

파슬리는 가스와 복부 팽만감을 줄인다고 알려져 있습니다. 이 허브를 고대 이집트인들은 '산에서 나는 셀러리'라고 불렀고, 복통을 줄이려고 사용했습니다. 파슬리는 또한 몸에서 물과 소금을 제거하는 이뇨제 역할을 합니다. 파슬리를 차에 우려내거나 생으로 씹을 수 있습니다. **캐모마일, 페퍼민트, 시나몬** 차를 장내 가스를 줄이는 용도로 써서 성공한 환자들을 알고 있습니다. 하지만 사람마다 모두 다르고, 때로 이 차들은 복통을 일으킬 수 있습니다.

가스를 줄이려고 할 때 저는 **회향**fennel을 가장 선호합니다. 저는 향기롭고 감초 같은 이 허브가 꽤 다재다능하다는 사실을 알게 되었습니다. 회향은 풀 전체를 먹을 수 있습니다. 줄기는 생선 요리나 야채 수프에 넣기도 하고, 윗부분은 고명으로 쓰며, 샐러드에 첨가하거나 페스토나 심지어 회향 버터로도 만듭니다.

회향은 가스 생산을 줄이며 음식으로도 먹을 수 있습니다. 차로 마셔도 훌륭합니다. 게다가 대변을 무르게 만드는 효과가 없으므로 부담 없이 먹을 수 있습니다. 불가리아 연구자들은 민들레와 서양고추나물에 회향을 섞어 만성 비특이성 대장염 환자를 성공적으로 치

료했습니다.[35]

회향 샐러드 요법fennel salad remedy

- 레몬즙, 신선한 회향 구근(단단한 바깥층을 제거하고 얇게 깎거나
  채로 썬다.), 회향 잎사귀, 레몬 절임, 올리브유.

똥이 안 나와!

유명해진 것이 변비를 없앨 수 있다면 좋겠다.

마빈 게이

어떤 것들은 혼자 소중히 간직하는 것이 좋지만 (집 안이든 배 안이든) 배관이 막히면 좋지 않습니다. 변비인지 아닌지 어떻게 알 수 있을까요? 다시 한번 말하지만, 사람마다 다 다릅니다.

식사한 지 몇 시간이 지나도 포만감이 사라지지 않나요? 똥을 싸는 것이 고통스러운가요? 배에 힘을 주고 끙끙대도 똥이 나오지 않나요? 연필 같은 똥이 나오나요? 아니면 작고 단단하며 둥근 조약돌 같은 똥을 싸나요? 만약 여러분이 이 질문에 하나라도 '예'라고 대답했다면 그것은 아마도 다음과 같은 의미일 것입니다. 1) 여러분은 똥을 분석하는 데 너무 많은 시간을 소비한다. 2) 변비에 걸렸다. 하지만 우리 중 일부는 매일 똥을 싸고, 또 다른 일부는 일주일에 두 번만 똥을 싸도 행운이라고 느낀다는 것을 기억합시다. 사람은 다

다릅니다. 하루에 여러 번 똥을 누는 사람도 건강에 문제가 있는 경우는 드뭅니다.

인구의 80%가 변비를 한 번쯤은 겪습니다. 이런 이유로 의사들은 환자가 자기 대변 색을 찍은 사진을 가져오지 않고도 대변을 묘사하도록 마이어스 척도(일명 브리스톨 척도)를 개발했습니다. 만약 여러분의 대변이 마이어스 척도의 3이나 4유형에 해당한다면 당신은 대변 요정에게서 축복을 받은 것입니다. 1이나 2유형이라면 변비에 걸릴 수도 있습니다. 사악한 바느질 마녀가 저주를 내린 것이니 배가 쥐어짜게 아플 때를 대비해야 합니다. 5, 6, 7유형은 보통 설사 악마를 만난 것을 의미합니다.

마이어스 대변 척도 Meyers stool scale

1. 자갈처럼 생긴, 작고 둥글고 잘 안 나오는 똥

2. 울퉁불퉁 덩어리 진 소시지 모양의 똥

3. 표면이 갈라진 소시지 모양의 똥

4. 소시지나 구렁이 같이 매끈하고 부드러운 똥

5. 덩어리로 분리되어 쉽게 나오는 똥

6. 거품처럼 마구 흩어지는 똥

7. 물처럼 나오는 똥

물론 "똥은 훨씬 더 다양하게 분류해야 한다고!" 주장하는 사람이 있다는 것을 압니다. 고무공처럼 생겨서 나오지 않는 이 덩어리는 어느 유형에 들어가야 하죠? 그리고 저 점액으로 뒤덮인 팝콘 같은 똥들은 다 무엇일까요?

그렇다면 여러분에게 정상이란 무엇일까요? 똥이 고무공처럼 생겼더라도 어떠한 고통도 전혀 겪지 않았다면 정상이라고 할 수 있습니다. 여기서 중요한 점은 정상이 상대적인 용어라는 것입니다. 심지어 웜뱃은 주사위 모양의 똥을 쌉니다. 하지만 똥을 눌 때 자주 아프다면 만성 변비일 가능성이 있습니다.

여성은 난소나 자궁 같은 추가 내부 장기가 있습니다. 이 때문에 약간 더 길고 굽이치는 꾸불꾸불한 굴곡대장을 가집니다. 대변을 밀어내는 근육 힘이 남성에 비해 부족해서 변비를 발생키기도 합니다.

따끈따끈한 뉴스

굴곡대장tortuous colon은 급한 각도로 구부러진 곳이 많습니다. **과잉대장**redundant colon으로도 알려진 굴곡대장에는 굽이가 너무 많습니다. 둘 다 건강에 나쁘진 않지만, 대장내시경 검사를 어렵게 만들 수는 있습니다.

여성은 대개 임신하면 굴곡대장을 가집니다. 자궁이 9개월 동안 장을 짓누르다가 아기를 밖으로 밀어내고 나면 장이 롤러코스터처럼 변해서 되돌아오는 데 어려움을 겪습니다. 실제로 임신 두세 번을 경험하고 나면 여성 대부분에게 장 문제가 생깁니다.

내장 유사폐색증intestinal pseudo-obstruction은 신경이나 근육에 이상이 생겨서 장이 정상적으로 수축하지 않는 현상입니다. 음식이나 액체, 공기가 장을 통해 이동해야 하는데 장이 활동하지 않는 것이죠. 증상으로는 경련, 복통, 메스꺼움, 구토, 복부 팽만감, 변비 그리고 드물게 설사까지 나타납니다.

굴곡대장이 생기는 또 다른 이유는 복부나 골반을 수술한 후에 발생한 흉터 조직이나 자궁내막증 때문입니다. 자궁내막증은 장 주위에 비정상 조직을 축적하고, 유사폐색증 현상을 일으켜서 변비가 나타나기도 합니다.

자궁내막증endometriosis은 자궁이 아닌 곳에서 자궁내막 조직이 성장하는 병입니다. **자궁내막 조직**endometrial tissue은 자궁이 배란에 대비하려고 자궁 내벽을 형성하는 과정에서 정상적으로 자라나는 분비샘, 혈액세포, 결합조직으로 구성되어 있습니다. 이 조직은 신체 어디서나 발달할 수 있지만, 보통 골반에서 발생합니다.

자궁내막증과 장 속 흉터 조직은 진단하기 쉽지 않습니다. 하지만 변비가 이 질환 때문에 생겼는지 알아내는 것이 중요합니다. 이러한 병으로 인해 환자는 상당히 쇠약해지고, 실제로 나중에 장폐색이나 내장 유사폐색증이 생기기도 합니다. 장폐색이 생기면 결국 수술해야 합니다. 내장 유사폐색증 치료에 외과적 방법이 필요한 경우는 몇 없습니다.

대장내시경colonosopy 검사가 필요한 징후

- 과도한 체중 감량
- 정상 배변 습관 변화나 배변 시 통증
- 직장 출혈
- 빈혈

나이가 들수록 변비로 고생할 확률이 높아집니다. 심지어 급성 변비 때문에 대장이 막혀서 수술이 필요할 때도 있습니다. 하지만 통계를 보면 안도의 한숨을 내쉬어도 됩니다. 왜냐하면 연구에 따르면 변비와 대장암 사이에 연관성이 없다고 밝혀졌기 때문입니다. 그러나 배변 활동에 변화가 생긴 사람은 누구나 의사 진찰을 받아야 한다는 연구 결과가 있습니다. 정상 배변에서 변비로 이행한다면 반드시 소화기내과 전문의와 상담해야 합니다.

변비에 기여하는 요인을 적어내리면 거의 소장 길이만큼이나 깁니다. 변비는 가난한 사람, 우울한 사람, 오래 앉아 있는 사람, 밀집된 도시에 사는 사람 그리고 신체적 및 성적 학대를 받는 사람 사이에서 더 자주 나타납니다. 만성 변비 환자 중 약 25%는 만성 변비에 걸

린 생물학적 친척이 있습니다.[36]

다른 요인으로는 섬유질과 수분 섭취 감소, 호르몬 불균형(갑상선, 프로게스테론, 에스트로겐 포함), 약물, 배변을 참는 습관, 과민대장증후군, 해부학 이상, 대장 운동성 감소(장내 신경의 이상 때문에 발생한 **서행성 변비**slow transit constipation) 그리고 제가 가장 좋아하는, '원인을 알 수 없는' **특발성 변비**idiopathic constipation가 있습니다. '원인을 알 수 없는'이라고 적었지만, 대개 환자나 의사보다 보험 회사를 더 지원하는 의료 체계가 탐정 업무를 다하지 못했을 때 쓰는 표현입니다.

변비를 일으키는 약물

- 칼슘과 알루미늄을 함유한 제산제
- 아트로핀, 트리헥시페니딜 등 항콜린제
- 페니토인, 클로나제팜 등 항경련제
- 로페라마이드, 아타풀자이트 등 지사제
- 디펜히드라민 등 항히스타민제
- 레보도파 등 항파킨슨 약물
- 클로자핀, 티오리다진, 클로르프로마진 등 항정신병 약물
- 디시클로민 등 진경제
- 칼슘 보충제
- 베라파밀 등 칼슘 채널 차단제

- 푸로세미드 등 심부전에 사용하는 이뇨제

- 메틸도파, 클로니딘, 프로프라놀롤 등 고혈압약

- 철분 보충제

- 모르핀, 코데인 등 마약성 진통제

- 경구피임약

- 진통제 또는 이부프로펜, 아스피린 등 비스테로이드항염증제

- 기관지 천식에 사용되는 터부탈린

- 아미트립틸린 등 삼환계 항우울제

- 에페드린, 터부탈린 등 교감신경흥분제

- 의료용 영상을 찍을 때 사용하는 옥트레오타이드와 같은 다양한 화합물

- 기술 또는 의료용 용액 속 포타슘(칼륨), 칼슘, 소듐(나트륨)과 같은 이온을 제거하는 목적의 폴리스티렌 수지

- 콜레스테롤을 낮추는 콜레스티라민

제가 사람들에게 공통으로 경고하는 것은 초콜릿입니다. 어떤 사람들에게 초콜릿 한 입은 시멘트 반죽을 삼키는 것이나 다름없습니다. 똥이 없는 일주일이 될 수도 있습니다.

똥이란 무엇인가?

똥은 음식에서 영양분을 흡수하고 남은 찌꺼기입니다. 대변은 물 75%와 소화되지 않은 섬유질, 단백질, 세균(살아 있거나 죽어 있거나)으로 구성됩니다. 이 같은 성분이 차지하는 비율을 보면 왜 수분이나 섬유질이 부족할 때 전체 소화 과정이 늦어지는지 알 수 있습니다.

대변은 소량의 세포, 점액, 소금, 지방도 포함합니다. 대변이 갈색을 띠는 이유는 보통 담즙과 소화 과정에서 분해된 적혈구 때문입니다. 인간은 평균 수명 동안 똥을 약 11.3톤이나 배설합니다. 1년으로 따지면 약 136킬로그램에 해당합니다. 또한 항상 소화관에 대변 몇 킬로그램을 가지고 있습니다. 그래서 누군가가 "넌 대단히 생산적이야!"라고 말한다면 그들이 옳습니다.

대장무력증 또는 서행성 변비

대장무력증은 월요일에 먹은 옥수수를 주말이 될 때까지 볼 수 없는 증상입니다. 그리고 여러분이 가까운 친척들과 모였을 때, 다들

"변비는 우리 가족에게 내린 저주다"라는 말에 동의합니다. 옥수수 추적기가 상식적인 접근 방식으로 보입니다. 하지만 병원에서는 옥수수 대신 무선 운동성 캡슐WMC이나 방사선비투과성 캡슐(표지자)을 사용해 진단합니다.

방사선비투과성 표지자를 가장 흔하게 사용합니다. 엑스레이를 이용해서 소화관을 따라 내려가는 표지자의 진행을 추적합니다.

무선 운동성 캡슐은 방사성핵종 섬광조영술radionuclide scintigraphy을 사용해 촬영하는데, 이를 영화 촬영과 혼동하지 않길 바랍니다. (따라서 오스카상을 기대하지 말아주세요.)

무선 운동성 캡슐을 통해서 방사선비투과성 표지자보다 훨씬 많은 정보를 얻을 수 있습니다. 이로써 모든 소화 과정에서 생기는 온도와 pH를 추적하고, 그 정보를 장착한 수신기에 내려받습니다. 무선 운동성 캡슐은 소장과 대장을 지나는 이동 시간을 추적할 뿐만 아니라 위마비(천천히 음식을 비우는 위)도 진단할 수 있습니다.

대장무력증colonic inertia은 복부 팽만과 통증을 동반한, 지속적이고 심한 변비를 일으킵니다. 대장무력증을 앓는 사람은 한 번에 7~10일 동안, 때로는 더 긴 시간 동안 대변을 보지 못합니다. 간혹 대장무력증은 위장이 음식을 늦게 비워내거나(위마비) 소장

•   Wireless Motility Capsule

의 유사폐색증(폐색 증상이지만 실제 폐색은 아닌 증상) 같은 상부 소화관 문제를 동반합니다.

라디오 신호 수신기를 소화기내과 의사에게 반환하면(캡슐 반환이 아닙니다!) 의사는 정보를 내려받아 분석합니다.

제가 반지 연구ring study라고 부르는, 좀 더 저렴한 검사가 있습니다. 보석 쇼핑과 혼동하지 않길 바랍니다. 방사선과 전문의는 여러분에게 방사선비투과성(엑스레이에 보인다는 뜻) 플라스틱 반지를 삼키게 한 다음, 삼킨 지 4일째, 7일째, 10일째에 엑스레이 이미지를 촬영해 그 움직임을 도표로 표시할 것입니다.

치료는?

완하제는 가끔 생기는 변비에는 괜찮지만, 매일 혹은 일주일 단위로만 사용해도 소화관과 그곳에 서식하는 미생물 수조 개에 스트레스를 줍니다. 단식과 굶주림이 아커만시아 뮤시니필라 균을 증가시킨다는 연구가 있습니다.[37] 증가한 아커만시아 뮤시니필라는 특정 유형의 대장암과도 관련이 있습니다.[38] 그러나 일부 연구자들은 아커만시아 뮤시니필라가 대장에서 하는 역할에 동의하지 않습니다.

(질병에서 세균이 끼치는 영향을 정의하려면 더 많은 연구가 필요합니다.)

완하제laxative라고 다 같지 않습니다.

세노콧Senokot, **엑스락스**Ex-Lax 등의 상품명으로 판매하는 자극성 완하제의 성분은 내장을 수축해 대변을 밖으로 밀어내는 천연 식물성 완하제인 세나senna입니다.

팽창성 완하제는 부드럽고 통과하기 쉬운 변을 만들어냅니다. **메타무실**Metamucil(차전자), **파이버콘**Fibercon(폴리카르보필) 및 **시트루셀**Citrucel(메틸셀룰로스)이 있습니다.

미라락스MiraLAX와 **밀크 오브 마그네시아**Milk of Magnesia와 같은 삼투성 완하제는 변 속 수분을 증가시켜 변이 부드럽고 통과하기 쉽게 합니다.

콜라스Colace(도큐세이트 소듐(나트륨)과 도큐세이트 칼슘)와 같은 배변 윤활제는 변의 표면장력을 낮춰 물을 더 흡수해서 변을 부드럽게 합니다.

특수한 용도로 쓰는 완하제로는 윤활유 완하제(장내 수분을 감소시킵니다), 식염수 완하제(수술 전 처치에 사용합니다), 위장운동촉

---

* 우리나라에서 세나 제품은 비코그린에스, 아락실과립이 있고, 다른 자극성 완하제인 비사코딜 제제로는 둘코락스, 아락실큐 등이 있습니다. —옮긴이
** 우리나라에는 무타실산, 아기오과립이 있습니다. —옮긴이
*** 우리나라에는 마그밀, 듀파락이지시럽 등이 있습니다. —옮긴이
**** 우리나라에는 그린모닝이 있습니다. —옮긴이

진 **완하제**(과민대장증후군에 사용합니다) 등이 있습니다.

완하제를 장기 복용하거나 이를 이용해서 체중을 감량하려는 시도는 결코 좋은 방법이 아닙니다.

완하제는 대장에서 작용합니다. 소장이 칼로리 대부분을 흡수하므로, 완하제는 체중 감량에 도움이 되지 않고 배만 잠시 홀쭉하게 할 뿐입니다. 완하제는 또한 전해질과 미네랄(아연, 포타슘(칼륨), 소듐(나트륨), 염화물)의 불균형과 탈수를 유발합니다. 그리고 완하제 의존과 신부전으로 이어지는 만성 변비가 될 수도 있습니다.

세나와 같은 완하제는 원래 여러 날 동안 발생하지 않았을 배변을 자극합니다. 이렇게 되면 대장 근육은 할 일이 없어지기 때문에 활동을 멈춥니다. 사용하지 않는 다른 근육들처럼 대장 근육이 위축(약화)되고, 위축된 근육은 소화를 늦추면서 또 다른 완하제를 먹고 싶게 만듭니다. 이렇게 전체 주기가 반복합니다.

저는 완하제 때문에 탄력을 잃은 대장을 여러 번 봤습니다. 그러한 대장은 거친 가죽 조각처럼 움직입니다. 이것은 대장의 손상된 부분을 제거해야 하는 결장전☆절제술로 이어질 수 있습니다.

간혹 이때 대장이나 직장의 양 끝이 다시 붙지 못하는 경우도 있습니다. 그렇게 되면 인공항문 성형술을 해서 몸 바깥에 구멍을 뚫어 장의 한쪽 끝을 연결한 다음, 부착된 주머니로 대변이 나오게끔 합니다. 변비 원인을 조기에 진단할 수만 있다면 누군가의 인생을 바꾸는 수술을 막을 수 있을 것입니다.

섬유질을 더 먹을까?

여러분이 서행성 변비로 고생하고 있다면 아무리 섬유질을 먹어도 큰 성과를 거두지 못할 수도 있습니다. 섬유질이 심지어 변비를 악화시키기도 합니다.

변비가 있다면 **피해야 할 음식**

- 사과
- 바나나
- 초콜릿
- 쌀
- 흰 빵

연구자들은 특발성 변비 환자가 식단에서 모든 종류의 섬유질을 줄이거나 제거한 후 병이 호전된 것을 발견했습니다.[39] 또 다른 연구는 어떤 종류의 섬유질이 포함되었는지에 따라 다양한 결과가 나타난다고 밝혔습니다.

섬유질 유형

섬유질에는 **수용성 섬유질**과 **불용성 섬유질**이 있습니다. 두 섬유질 모두 식물성 탄수화물입니다. 수용성 또는 소화가 가능한 섬유질은 물을 끌어당겨 소화 과정에서 덩어리 같은 반죽mush(미즙, chyme)으로 변합니다. 많은 음식은 두 종류의 섬유질을 모두 포함합니다. 수용성 섬유질은 살구, 아보카도, 콩(검은콩, 흰색 강낭콩, 강낭콩), 보리, 브로콜리, 방울다다기양배추, 무화과, 렌틸콩, 완두콩, 배, 천도복숭아, 견과류, 귀리 껍질과 귀리 가루, 씨앗, 대두, 고구마, 순무에서 발견됩니다. 또한 메타무실과 같은 일반적인 섬유 보충제인 차전자에서도 찾을 수 있습니다. 수용성 섬유질은 소화를 늦추고, 더 많은 영양소를 흡수하게 합니다. 어떤 종류의 수용성 섬유질은 심장질환에 걸릴 위험을 낮추는 데 도움을 줍니다.

불용성 섬유질, 다른 말로 소화하지 못하는 섬유질은 분해되지 않습니다. 소화관을 통해 이동하면서 거의 변화가 없거나 그대로 남습니다. 식이섬유가 유익균을 자극하고 병원균을 억제하면서 장내 미생물군계를 조절한다는 증거가 있습니다.[40]

불용성 섬유질은 전혀 소화되지 않으므로 이는 열량의 원천이 아닙니다. 하지만 위와 장 속 공간을 가득 채워 포만감을 줍니다. 대변에 부피를 더하고, 음식이 소화관을 더 빨리 통과하도록 돕는 것으로 보입니다. 불용성 섬유질은 밀기울, 통밀빵, 현미, 과일 껍질, 코코넛, 아마씨, 렌틸콩, 견과류, 오크라, 순무, 풋강낭콩, 감자 껍질, 꽃양배추, 옥수수에서 발견됩니다.

변비가 섬유질이 부족해서 생긴 것인지 알아내기 위해, 이 서로 다른 종류의 섬유질이 풍부한 음식을 각각 시험 삼아 먹어보는 것도 좋은 방법입니다. 우리는 모두 다릅니다. 한 사람에게는 향수인 것이 다른 사람에게는 독이 될 수 있습니다.

저는 항상 사람들에게 고구마부터 먹으라고 추천합니다. 굽거나 으깬 고구마는 섬유질이 풍부하고 마련하기도 쉽습니다.

자두를 먹는 것도 좋습니다. 말린 자두는 두 종류의 섬유질이 모두 들어 있고, 자연 완하제 효과가 있는 소르비톨도 함유합니다. 연구자들은 변비 실험 대상자 40명에게 매일 식사와 함께 자두 50그램을 공급하면 차전자만큼 변비 완화에 효과적이라는 사실을 발견했습니다.[41] 50그램이면 하루에 총 10~12개의 자두에 해당합니다. 자두를 적은 양부터 시작해서 원하는 결과를 얻을 때까지 천천히 늘려 갈 것을 조언합니다. 주의할 점은 자두를 먹은 지 24시간이 지나지 않은 상태에서 대서양 횡단 비행기를 타거나 긴 도보 여행을 떠나지 말라는 것입니다.

참고로 다크초콜릿이 자두보다 강합니다. 만일 자두와 함께 다크초콜릿을 먹는다면…. 초콜릿이 이길 것이니 변비에 대비합시다.

지방

2010년 《유럽임상영양저널European Journal of Clinical Nutrition》에서 나온 한 기사는 실험 대상자들이 고지방 식사를 섭취했을 때 위가 비워지는 속도를 증가한다는 것을 발견한 연구를 인용했습니다.[42] 지방이라니! 제발 틀렸다고 말해줘. 저지방 식사를 하느라 그렇게 고생했는데…. 기억해야 할 것은 어떤 지방은 다른 지방보다 건강에 더 좋다는 사실입니다.

단일불포화 지방과 **다불포화 지방**(오메가-3와 오메가-6)은 좋은 지방으로 알려져 있습니다. 아보카도, 견과류, 생선, 해바라기씨, 카놀라유, 올리브유, 홍화유, 해바라기씨유, 참기름, 땅콩기름, 땅콩버터와 같은 식물성 기름을 모두 좋은 지방 식품으로 여깁니다. 그렇습니다. '좋다'와 '지방'이라는 단어를 한 문장에서 사용할 수 있습니다!

좋은 지방의 또 다른 형태는 **중간사슬 중성지방**MCT입니다. 중간사슬 중성지방은 체중을 낮추고 대사증후군, 복부비만, 염증을 감소하는 역할을 한다는 연구 결과가 나왔습니다. 미국농무부 국립 영양 데이터베이스에 따르면 코코넛(코코넛 물은 제외)과 팜핵유palm kernel oil에 중간사슬 중성지방이 풍부합니다. 팜핵유는 포화 지방 함유량

•   Medium-Chain Triglycerides

이 높아서 최근에 정밀한 조사를 받고 있으며, 심장질환을 앓는 사람에게는 좋은 선택이 아닐 수 있습니다.

허브

변비에 오랫동안 사용되어 온 허브가 있습니다. 소리쟁이*Rumex crispus*는 변비를 완화한다고 알려져 있습니다. 잎과 뿌리 모두 가벼운 완하 효과가 있습니다. 어린 식물의 잎을 사용해야 하고, 먹기 전에는 매번 새로운 물에 여러 번 끓여야 합니다.

직장 감각운동 장애 rectal sensorimotor dysfunction

몇몇 변비 문제는 식이요법, 호르몬, 생활 방식보다는 기계적이고 해부학적인 문제와 더 관련이 있습니다. 일반적으로 이러한 유형의 문제가 의심될 경우, 광범위한 검사를 하기 전에 먼저 직장을 검사합니다. 의사는 장갑을 낀 손가락을 직장 안으로 넣어서 검사합니다. 이를 통해 직장의 근긴장도를 평가하고, 직장과 골반 바닥 사이의 약화를 감별합니다. 직장 검사는 모든 의학 검사를 통틀어 환자들이 가장 싫어하지만, 그래도 꼭 필요한 검사입니다.

의사들은 S자 결장경이나 대장내시경처럼 유연하게 구부러지는 기기를 사용해서 설명할 수 없는 증상의 그럴듯한 원인을 찾기도 합니다. **항문직장 내압검사**ARM(팔이 들어간다고 착각하지 마세요)도 유용합니다. 이 시술에 항문 및 직장의 신경과 근육의 능력을 측정하기 위해 압력 감지용 풍선이 달린 도관을 사용합니다. 항문직장 내압검사는 변의를 느끼는 역치에 대한 문제를 진단하는 데 사용합니다. 이러한 문제는 보통 신경과 근육이 조화롭게 작동하지 못할 경우에 나타납니다.

또 다른 검사인 **풍선배출검사**BET는 공기나 물로 채워진 직장 내 풍선을 배출하는 데 걸리는 시간을 측정합니다. 만일 환자가 이 검사에서 풍선을 닥스훈트 모양으로 꼬아서 배출하면 우리 병원에서는 검사비를 할인해 줍니다.

가장 오랜 역사를 가진 진단 절차는 하부 소화관 시리즈, 다른 말로 **바륨관장**barium enema 입니다. 바륨은 방사선이 투과하지 못하는 금속성 물질입니다. (엑스레이에는 고체로 나타납니다.) 이 엑스레이는 여러 신체적 이상과 관련된 세부 사항을 보여줍니다. 검사를 마치고 나면 완하제나 관장이 필요하기도 한데, 그러면 흰색 벽돌 같은 똥

•   Anorectal Manometry
••   Balloon Expulsion Test

을 눌 준비를 해야 합니다.

또한 바륨은 직장과 골반 바닥 이미지를 만드는 배변조영술과 자기공명 배변조영술MRD에도 사용합니다. 바륨은 직장을 떠날 때까지 비정상적인 기능을 추적하면서 영상에 나타납니다.

> **컴퓨터단층촬영** 또는 **CT**는 CAT 스캔이라고도 합니다. 컴퓨터와 회전하는 엑스레이 기계를 사용하여 조직, 뼈, 혈관의 상세한 단면 이미지를 만드는 의료 영상입니다.

마지막으로, 다른 장기가 대장에 가하는 압력 때문에 대장이 막혀서 변비가 생겼는지 확인하려고 컴퓨터단층촬영이 필요할 때도 있습니다. 저는 변비 증상을 호소해서 왔다가 난소 종양으로 밝혀진 경우를 여럿 봤습니다.

증상의 원인을 좇다가 결국 소화기내과 전문의에게 상담을 받는 경우가 있습니다. 만약 변비가 새로 생겼거나 직장 출혈이 있다면 항상 의사에게 가야 한다는 점을 기억합시다.

---

*   Magnetic Resonance Defecography
**   Computerized Tomography

다른 해결책

미국소화기학회에 따르면, 소화기 질환이 있는 모든 환자의 70% 가 **생체되먹임 치료**biofeedback therapy를 받으면 호전됩니다. 이 치료 는 환자의 항문에 탐침을 삽입한 뒤, 컴퓨터 화면으로 근긴장도를 감시하는 방법입니다. 생체되먹임 치료법은 배변과 관련된 근육과 신경을 조정해서 직장 기능 장애 때문에 발생한 변비를 개선하는 데 상당히 성공적으로 사용되고 있습니다. 아마도 환자들은 항문에 탐 침을 또 넣기 싫어서 그저 나아졌다고 주장했을지도 모릅니다. 변 비가 좋아졌든 탐침이 싫어서든 누군가는 호전되었다고 이야기합 니다.

프로바이오틱스probiotics란 무엇인가?

사람들은 액체(대개 우유)에서 자란 후 더 오래 살도록 가공된 미 생물을 건강에 좋다고 여깁니다. 프로바이오틱스 요법의 효능을 연구한 결과는 일관성이 없습니다. 그러나 모든 프로바이오틱스 가 동일하게 만들어지는 것은 아닙니다. 이 중 일부는 가짜 약일 뿐입니다.

만성 변비를 치료하기 위해 **프로바이오틱스**를 사용한 결과, 특정 프로바이오틱스가 한 주당 배변 횟수를 크게 개선한 것으로 나타났습니다.[43] 연구자들은 이러한 개선을 설명하기 위해 몇 가지 이유를 제시했습니다. 1) 프로바이오틱스는 장내 미생물군계를 변화시킨다. 2) 프로바이오틱스 대사물은 소화관 운동 개선제 역할을 한다. 3) 프로바이오틱스는 장 내벽의 pH를 변화시키고, 염증을 감소시킨다.[44]

만성 변비 환자에게는 **수술**을 권장하기도 합니다. 특히 완하제를 남용한 사람들에게는 더욱 그렇습니다. 여러 해 동안 대장을 외과적으로 절제하는 방법을 선택했지만, 이제는 **천수신경조절술**SNM과 같이 침습성이 덜한 시술을 고려합니다. 천수신경조절술에서는 영구적인 전기 자극 장치를 삽입합니다. 이 장치는 배변이나 방광 기능과 관련된 신경 경로에 힘을 보탭니다.

만성 변비에 대한 **처방 옵션**

- 루비프로스톤Lubiprostone은 장기적인 치료를 위한 지방산 캡슐입니다.
- 리나클로타이드Linaclotide는 장액을 증가시키고, 통증, 복부 팽만감을 호전시키며, 변을 부드럽게 하는 데에 도움을 줍니다.
- 콜히친Colchicine은 내장에서 소염제로 사용되는 알칼로이드

- Sacral Nerve Modulation

입니다.

- 알비모판Alvimopan은 수술 후에 생기는 마약성 진통제로 인한 변비에 사용합니다. 하지만 심각한 심혈관 부작용을 일으킬 수 있습니다. 단기간만 복용해야 합니다.
- 반코마이신Vancomycin은 항생제 치료 후에 발생하는 대장염을 치료할 때 사용하는 항생제입니다. 장내 세균 감염만 치료할 수 있습니다.

점점 더 많은 연구가 미생물군 불균형이 만성 변비의 원인일 수도 있다는 점을 시사합니다. 연구자들은 변비 환자에게서 유산균, 비피더스균, 박테로이데스*Bacteroides* 종의 감소와 잠재적 병원성 미생물인 녹농균*Pseudomonas aeruginosa* 및 캄필로박터 제주니*Campylobacter jejuni*의 증가에 상관관계가 있는 것을 발견했습니다.[45] 또 다른 연구도 변비가 있는 성인 환자에게서 비피더스균과 유산균 수치가 감소했다고 보고했습니다.[46]

소아에 관한 연구에서는 변비가 있는 어린이에서 클로스트리디아*Clostridia*와 비피더스균이 유의미하게 증가했고, 클로스트리듐*Clostridium* 종은 건강한 대조군이 가진 종과 달랐다고 밝혔습니다.[47]

또한 변비 환자에서 대조군에 비해 프레보텔라가 유의미하게 감소하고, 후벽균류의 여러 속屬이 증가한다는 과학 연구도 있습니

다.[48]

또한 성인 변비 환자와 소아 변비 환자 모두에게서 락토바실러스 루테리Lactobacillus reuteri가 배변 운동 빈도를 증가시켰습니다.[49] 추가 증거에 따르면 락토바실러스 루테리는 식간에 대장 신경근 활성의 빈도와 속도를 촉진합니다.[50]

2018년 일본 연구자 오하라Ohara와 스즈타니Suzutani는 50년 동안 만성 변비를 앓아온 83세 남성 환자에게 대변 공여자의 미생물군을 이식했습니다. 연구 논문에는 건망증을 유발하는 가벼운 치매 증상도 포함되어 있었습니다. 환자가 정말 변비에 걸린 것일까요, 아니면 마지막으로 똥을 쌌을 때를 그냥 잊어버린 것일까요?

우선 환자에게 변비를 일으키는 질병이 있는지 검사를 했습니다. 그렇지만 아무것도 발견되지 않았습니다. 대변 이식은 대장내시경을 통해 맹장으로 주입되었습니다. 즉시 변비가 개선되었고, 이식된 미생물, 특히 비피더스균과 클로스트리듐이 증가했습니다.

대변 이식은 건강한 공여자의 대변을 수혜자에게 옮겨 세균 균형의 회복을 도모합니다.

온라인에 게시된 《임상사례보고서Clinical Case Reports》에 다음과

• 202쪽을 참고해 주세요.

같은 글이 있습니다(2018).

> "이러한 대변 이식 요법의 유익한 효과를 당뇨병, 염증성 장질환, 치매와 같은 다른 질병에도 적용할 수 있다. 우리는 추가 연구를 통해 미생물에 대한 완전한 분석을 수행할 계획이다."

만성 변비에 대한 오하라와 스즈타니의 접근법은 "대변 이식은 안전한가?"와 "효과가 있을까?" 같은 질문에 대답이 될 수 있습니다. 하지만 연구가 좀 더 필요합니다. 대변 이식 한 번으로 얼마나 오랫동안 변비를 고칠 수 있을까요? 이식이 여러 번 필요할까요? 비피더스균과 클로스트리듐 속이 풍부한 공여자의 배설물을 찾아야 할까요? 아니면 다양한 범위의 세균이 필요할까요? 비피더스균과 클로스트리듐의 특정 종들이 다른 종들보다 더 효과가 있을까요? 효과는 장기적으로 지속될까요?

토머스 보로디 박사(이 책의 편집자)가 진행한 흥미로운 연구에서 비롯된 이 같은 질문에 대한 대답이 곧 나올 것으로 보입니다. 저는 보로디 박사를 현대 대변 이식의 아버지이자 미생물군계를 환하게 밝힌 진정한 개척자라고 생각합니다. 덕분에 우리는 미래에 대해 크게 기대하게 되었습니다.

저는 우리 미생물군계를 정원으로 생각합니다. 그리고 모든 정원사가 알고 있듯이, 때로는 잡초가 자라서 꽃이 죽기도 합니다. 대변 이식을 장에 온 봄이라고 생각해 봅시다. 바로 잡초를 뽑고, 비료를 주고, 새로운 꽃을 심을 시간입니다.

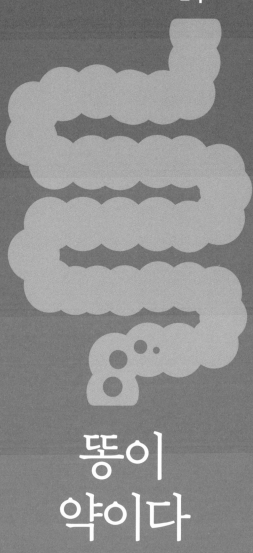

2부

뚱이
약이다

크론병과 대변 이식

나는 인생 대부분을 지속적인 통증을 동반한
즉각적인 설사와 만성 염증을 달고 살아왔다.
펄 잼의 리드 기타리스트, 마이크 매크리디

염증성 장질환에는 만성 염증성 질환 두 가지인 궤양성대장염과 크론
병이 있습니다. 케이블 TV 요금과 마찬가지로 염증성 장질환 발병
도 증가하고 있습니다. 대략 미국에는 140만 명, 유럽에는 220만 명
이 염증성 장질환(케이블 TV에 돈을 내는 5,000만 명보다는 훨씬 적은 숫자
입니다)으로 고통받고 있습니다. 연구자들은 도시형 생활이 증가하
면서, 20세기보다 그것이 염증성 장질환 발생률을 2배로 올리는 데
기여했다고 여깁니다.[51]

역사적으로 아시아에서는 염증성 장질환 발생률이 낮았지만, 현
재는 증가하고 있습니다. 홍콩의 염증성 장질환 연령 보정 발생률은
1985년 10만 명당 0.1명에서 2014년 10만 명당 3명 이상으로 늘어
났습니다. 일본에는 염증성 장질환 환자가 20만 명 이상 있습니다.

한국, 대만, 중국도 증가세를 보였습니다.[52] 이러한 추이는 도시화가 증가했기 때문이라고 여겨집니다. 도시화는 더 서구화된 식단, 항생제 사용, 위생 상태 변화, 미생물 노출 및 오염과 관련이 있습니다.

궤양성대장염

궤양성대장염은 직장과 대장 점막에 생긴 염증 때문에 피설사를 계속 일으키는 것이 일반적인 특징입니다. 궤양성대장염 환자는 보통 통증, 배변 긴박감, (엄청 절박해도) 대변을 못 누는 증상, 체중 감량, 피로감을 호소합니다. 미국 시트콤의 왕인 척 로어Chuck Lorre는 궤양성대장염이 그를 '좋은 똥을 싸면 긍정적인 삶의 질에 감사하는 사람'으로 만든다고 쓴 적이 있습니다. 우리는 규칙적인 배변 활동이 감사한 일이라는 것에 동의합니다. 그렇습니다. 부자도 아니고 유명하지도 않은 우리조차 이 사실을 압니다.

크론병

버릴 크론Burrill Crohn이 1932년에 이 질병을 처음 세상에 보고했습니다. 크론병은 소화관의 모든 부분(구강에서 항문까지)에서 보이는 반점성 염증입니다. 크론병도 피설사를 유발합니다. 크론병 환자는 열이 나고, 메스꺼움, 몸살, 체중 감량, 피로 그리고 가끔 눈에 통증이 생깁니다. 많은 환자는 몇 년 동안 증상을 앓고 나서야 이 진단을 받습니다.

크론병에 따른 염증 때문에 장폐색이 흔히 나타납니다. 흡연자는 비흡연자보다 크론병에 걸릴 확률이 2배 높지만, 남녀 간의 차이는 없습니다.

최근 장내 미생물군계의 차세대 염기서열 분석으로 크론병이 여러 가지 요인에 의해 발생하는 질병이라는 연구 결과가 나왔습니다.

일부 크론병 환자에서 프로테우스 미라빌리스*Proteus mirabilis*가 과다하게 증식한 것으로 밝혀졌습니다. 이 프로테우스 속은 일반적으로 요로 감염과 밀접한 관련이 있는데, 최근에야 크론병 증상과 연관성을 갖는다고 알려졌습니다. 프로테우스는 장내세균과*Enterobacteriaceae*에 속하며 소화관 미생물군에서 흔하게 발견됩니다.[53]

또 다른 세균인 마이코박테리움 아비움 아종 파라튜버클로시스*MAP*(이하 'MAP')도 크론병과의 관계가 의심됩니다.[54] 많은 크론병 환자는 자기 대식세포가 MAP 균을 인식해도 통제하지 못하는 면역 체계를 가지고 있습니다. 엔테로코커스 페칼리스*Enterococcus faecalis*의 증가 역시 크론병과 관련이 있습니다.

끝이 아닙니다! 크론병 환자에게서 노로바이러스*Norovirus* 유병률도 더 높다고 밝혀졌습니다.[55] 그리고 사람이나 동물의 피부에서 자연적으로 발생하는 진균인 말라세지아 퍼퍼*Malassezia furfur*도 염증성 장질환에 영향을 미친다고 알려져 있습니다.[56]

원인

우리 대장의 문지기는 대장에서 두 겹으로 된 점액층입니다. 염증성 장질환이 발생하는 이유는 유전적으로 취약한 개인이 도시 환경에 노출되면서 발생한다고 생각됩니다. 도시 환경이 장내 생물체에 영향을 미치고, 장 점막이 얇아지면서 염증을 일으키기 때문입니다. 다시 말해 대장 내벽을 손상하는 요인들이 병원균을 혈류로 들어오게 합니다.

•   Mycobacterium Avium subspecies Paratuberculosis

연구자들은 유화제인 카복시메틸셀룰로스carboxymethylcellulose 와 폴리소베이트polysorbate를 섭취하면 장내벽을 보호하는 점액 층을 얇게 함으로써 내장을 극적으로 변화시킨다는 것을 발견했습니다.[57]

염증성 장질환은 유전과도 연관이 있습니다. 크론병과 연결된 첫 번째 유전자는 NOD2였습니다. 또한 NOD2의 돌연변이는 ATG16L1 단백질 암호화 유전자와 함께 미생물 환경에 현저한 영향을 미칩니다.

이러한 복잡한 유전과 미생물의 상호작용은 특정한 요인 몇 가지를 가리킵니다. 낮은 비타민D 수치를 보이거나, 다양성이 떨어지는 장내 미생물군계를 보유한 생물학적 친척이 있다면 이는 모두 염증성 장질환과 상관관계를 보이는 요인입니다.

염증성 장질환 환자에서 일부 세균(후벽균류)이 감소하고 다른 세균(감마프로테오균)이 증가한 것을 밝혀냈습니다.[58] 심지어 같은 환자여도 염증이 있는 조직과 염증이 없는 조직의 세균 수를 비교할 때 차이가 있었습니다.

또한 여러 연구에서 진균과 염증성 장질환의 연관성이 밝혀졌는데, 궤양성대장염 및 크론병 환자가 가지고 있는 진균 종류가 더 다양하다는 사실을 발견했습니다.[59]

또한 유아기의 모유 수유는 염증성 장질환 발병 위험을 낮추는 것으로 보입니다.[60]

염증성 장질환은 세 가지 구간의 뚜렷한 발병 시기가 있습니다. 조기 발병 염증성 장질환은 10세 미만에 발생합니다. 대부분 염증성 장질환은 15~30세 사이에 발생하지만, 60세 전후로 고령에 발병하는 경우도 드물지 않습니다. 미생물군계에 영향을 미치는 발달상의 변화도 이러한 시기에 발생하기 때문에, 미생물군계가 염증성 장질환의 시작에 어떤 역할을 할 가능성이 있습니다.

염증성 장질환을 일으키는 단일 미생물은 알려지지 않았지만, 해당 질환 환자들에게서 미생물 다양성이 부족한 것으로 관찰되었습니다. 일부 세균(장내세균과)의 수는 염증성 장질환 환자에게서 더 높습니다. 참고로 엄격한 채식주의자와 일반 채식주의자에게서 발견되는 장내세균과의 세균 수는 보통 일반인보다 낮습니다.

연구자들은 염증성 장질환 환자에게서 비피더스균과 같은 유익한 세균이 감소하고, 프로테오박테리아, 푸소박테륨*Fusobacterium* (종양 성장과 관련된 세균), 대장균과 같은 염증성 미생물이 증가하는 것을 확인했습니다.[61]

또한 특정 세균(황산염 환원균)이 염증성 장질환, 과민대장증후군, 대장암에 기여한다고 믿는 이유가 있습니다.

짧은사슬지방산 생성에 중요한 세균 대부분은 염증성 장질환 환자의 결장에서 결핍되어 있습니다. 짧은사슬지방산은 대장의 에너지 원이자 영양소이며 대사증후군, 암, 궤양성대장염, 항생제 관련 설사를 예방하는 주요 성분으로 여겨집니다.

미생물군계 연구가 새로운 분야라는 점에 주목해야 합니다. 우리는 매일 새로운 정보를 접합니다. 지식이 발전함에 따라, 앞서 언급한 염증성 장질환과 세균의 상관관계에 대한 특정 원인을 찾을 수 있을 것입니다. 저는 새로운 연관성과 가능성을 끊임없이 연구하고 있습니다. 염증성 장질환으로 고통받는 환자들에게도 희망이 다가오고 있습니다.

치료법

궤양성대장염과 크론병의 치료법에는 전통적으로 면역억제요법, 메살라민, 당질코르티코이드, 종양괴사인자 길항제 등이 있습니다. 그러나 이런 치료법으로는 병이 호전되기 어렵고, 오히려 염증성 장질환 환자의 삶의 질을 크게 떨어뜨립니다.

대장에서 손상된 부분을 제거하는 수술(대장절제술)은 대개 바람직하지 않은 결말입니다. 하지만 염증성 장질환이 대장암 발병에 가장 위험한 요소임을 고려할 때 효과적인 치료가 필수입니다.

좋은 소식이 있습니다! 클로스트리듐 디피실리균처럼 대변 이식이 궤양성대장염 환자의 호전에 도움을 준다는 희망적인 증거가 있습니다. 무작위 대조 실험에서 연구자들은 정체관장retention enemas을 통해 대변 이식을 실시해서 궤양성대장염 환자의 호전을 유도했습니다.[62] 환자 38명 중 9명이 완치되었습니다. 이 궤양성대장염 환자들은 18세 이상이며, 대변 양상과 직장 출혈, 내시경 소견 및 의사 평가로 확인된 활동성 궤양성대장염을 앓고 있었습니다. 정체관장이 맹장에 직접 균을 이식하는 것만큼 항상 효과적이지는 않기 때문에, 저는 성공률이 훨씬 더 높아질 수 있다고 생각합니다. 이는 아직 추측이긴 하지만 중요한 의미를 내포합니다. 대변 이식과 정체관장을 이용한 궤양성대장염 치료에 관한 또 다른 연구에서는, 질환이 호전되는 것은 유박테륨Eubacterium 및 로즈부리아Roseburia 종과 관련이 있으며, 호전되지 않는 것은 푸소박테륨, 서터렐라Sutterella 및 대장균 종과 관련이 있음을 발견했습니다.[63]

중국 난징의과대학교 제2부속병원의 화밍 장Faming Zhang 박사와 동료들은 최근 스테로이드 의존성 궤양성대장염 환자 15명을 치료하기 위해 대변 이식을 사용했습니다. 환자들은 모든 약물을 중단한 후에 대변 이식을 받았고, 치료에 반응이 없으면 두 번째 대변 이식을 받았습니다. 두 번째 치료에도 반응이 없던 환자들은 스테로이드 단기 치료를 받았습니다.

• 환자의 장 안에 관장 용액을 수 분간 유지하는 관장

대변 이식 또는 제가 좋아하는 용어인 '**미생물생태계복원**reflorali-zation'은 건강한 공여자의 대변 미생물을 수혜자에게 이식하는 과정입니다. 대변 이식은 건강한 세균을 장에 도입함으로써 대장 미생물을 복원합니다. 대변을 주입하려면 대장내시경, 관장, 비위관, 건강한 공여자의 대변 물질이 들어 있는 캡슐 복용 등의 과정을 거칩니다.

장 교수와 연구자들은 환자의 57%가 임상적으로 개선되고, 이들이 스테로이드 치료를 중단했다고 발표했습니다. 대변 이식으로 효과를 본 환자들의 장내 미생물군계는 공여자의 장내 미생물군계와 유사해졌으며, 이들 중 절반은 최대 18개월까지 호전된 상태를 유지했습니다.[64]

57%의 반응률은 호전된 사람들과 대변 이식에 관심 있는 사람들에게 희소식입니다. 하지만 동시에 이는 대변 이식에 반응하지 않는 사람들 43%는 다른 치료법이 필요한 궤양성대장염 유형을 앓고 있을 가능성을 의미합니다.

완화(치유)를 유도하는 원리는 환자에게 이식된 미생물이 병원균이 들어 있는 틈새를 메우고, 자원을 빼앗아 병원균 수를 능가하는 방식입니다. 또 다른 방법은 혈류의 견인차 서비스라고 할 수 있는 T세포를 활성화하는 것입니다. T세포는 감염된 세포나 암세포를 제거해 염증을 줄입니다. 한 연구는 미생물이 NF-κB라고 알려진 메커니즘에 영향을 미친다는 것을 시사했습니다.[65] NF-κB는 단백질을 사용해서 세포에 가해지는 스트레스를 완화합니다.

또한 궤양성대장염 41건, 크론병 11건, 낭염pouchitis 4건 등 대변 이식에 관한 연구 총 53건을 검토해 보면, 전체적으로 궤양성대장염 환자의 36%, 크론병 환자의 50.5%, 낭염 환자의 21.5%가 임상적으로 완화된 것으로 나타났습니다.[66] 즉, 크론병 환자 절반(85명 중 43명)이, 궤양성대장염 환자 3분의 1 이상(555명 중 201명)이 완치되었습니다. 이는 잠재적으로 244명이 전에는 불가능했던 살사 춤 강습을 이제 받을 수 있다는 것을 의미합니다. 척 로어 씨, 보고 계시죠?

호주에서 실시한 또 다른 연구에서도 이전 연구들과 유사한 완화율을 보였습니다.[67] 궤양성대장염을 가진 연구 참가자 38명 중 12명은 기증자로부터 대변 이식을 받은 후 완치되었습니다. 이렇게 해서 살사 댄스홀에 12명이 더 올 수 있습니다.

불행하게도 이러한 완화율을 입증하지 못하는 상반된 연구도 있습니다.[68] 그러나 이 연구에서도 대변 이식 실시 후 미생물군을 보면, 대변 이식에 반응한 환자의 미생물은 대변 이식에 반응하지 않는 환자의 미생물군과 명백히 구별되는 특징을 보였습니다. 이러한 증거는 궤양성대장염과 미생물군 불균형이 각각 한 종류 이상 존재

•   활성화된 B 세포의 핵인자 카파-라이트 사슬 강화체
••   수술로 생성된 주머니의 염증

할 수도 있음을 암시합니다. 또는 일부 공여자가 기증한 대변 속 미생물이 다른 사람 것보다 단순히 더 좋거나 풍부했을 수도 있습니다. 저는 수혜자에게 알맞은 공여자를 연결해서 대변을 전달하면 더 좋은 결과를 낳는다고 생각합니다. 우리는 B형 혈액을 가진 사람에게 A형 혈액을 수혈하지 않습니다. 그리고 보통 가족끼리 공여할 때 여러 종류의 천연 미생물군을 공유합니다.

저는 앞으로 더 많은 연구가 미생물과 유전자의 상호작용을 명확히 밝혀서 염증성 장질환의 성공적인 치료에 대변 이식이 기여할 수 있다고 낙관적으로 생각합니다. 그리고 염증성 장질환은 궤양성대장염과 관절염 같은 염증성 질환과도 관련이 있으므로, 이러한 질병군群 전체가 대변 이식에 반응하리라고 기대합니다.

많은 사람에게 대변 이식이 간절한 기도에 대한 응답일 수 있습니다. 하지만 저는 연구에서 치료에 반응이 없었던 나머지 절반이 궁금합니다. 그 이유가 공여자의 세균에 있을까요, 아니면 수혜자의 식단에 있을까요? 둘 다 유전적인 영향을 받은 것일까요? 해결해야 할 불명의 병원균이 있는 것일까요?

심장질환과 대변 이식

심장병에 걸리면 모든 것이 권태롭게 느껴진다.
마치 나이를 먹는 것과 같다. 하얗게 변하다가 나중에는 회색이 된다.
당신은 아무것도 느끼지 못한다.
프랑스 배우, 제라르 드파르디외

여러분은 전 세계 사망 원인 1위를 알고 있나요? 틀렸습니다. 베이컨은 아닙니다. 적어도 직접적으로는 아닙니다. 바로 심장질환입니다. 미국에서는 3명 중 1명이 심장질환으로 사망합니다.

누구나 주변에 심장질환으로 사망한 사람이 있을 것입니다. 또한 다들 우리가 꼭 알아야 할 중요한 숫자들을 기억합니다. 애인의 전화번호를 말하는 게 아닙니다. 심장질환 발병 위험을 나타내는 혈압, 콜레스테롤, 혈당(포도당), 체질량지수BMI를 말하는 것입니다. 그러나 최근 장염에 관한 관심은 우리의 미생물군계가 이러한 위험에 크게 이바지함을 시사합니다. 우리는 장내 미생물군계가 체중에

• Body Mass Index

미치는 영향을 알고 있습니다. 세균이 대사증후군을 일으키는 한 요인이라는 증거도 있습니다. 그렇다면 미생물은 심장에도 영향을 미치지 않을까요?

심장마비 걸리는 법

- 담배: 많이 피울 것
- 활동 거부: 오래 앉아 있기
- 체중을 몇 킬로그램 증가시키기: 뱃살 위주로
- 당뇨병 걸리기
- 콜레스테롤 높이기
- 중성지방 증가시키기
- 고밀도 지질단백질HDL을 낮추기
- 혈압을 지능지수IQ로 착각하기

미생물군계 연구는 흔히 장내 세균총이 없는 무균 쥐를 사용합니다. 이 방법은 정상적이고 자연적으로 존재하는 미생물로부터, 연구 중인 치료 효과를 분리하는 유일한 방법이기 때문에 중요합니다. 무균 쥐에게는 심장질환을 일으키는 데 기여한다고 알려진 물질(콜린, TMAO, 베타인)을 투여해도 동맥경화를 유발하는 대사물질이 형성되지 않았습니다.

동맥경화arteriosclerosis는 동맥 벽이 두꺼워지고 굳어지는 것이 며, 심장마비, 뇌졸중, 말초혈관질환의 주요 원인입니다.

광범위 항생제 치료를 받은 인간을 대상으로 한 연구에서 이러한 동맥경화를 유발하는 대사물질의 수치가 현저하게 낮았습니다 하지만 항생제 투여를 멈춘 뒤에는 그 수치가 상승했습니다.

두 연구 모두 세균이 심장질환을 일으키는 한 요인이라는 사실을 보여줍니다.

트리메틸아민 N-옥사이드(이하 'TMAO')는 레시틴으로부터 장내 세균이 만드는 대사산물입니다. 인체가 콜레스테롤을 사용하는 방식을 TMAO가 변화시켜서 중증 심혈관 질환을 일으킬 위험을 증가시킵니다.

한 연구에 따르면, TMAO가 증가하는 것이 저밀도 지질단백 질LDL이나 C-반응단백질CRP보다 심혈관 질환에 더 위험한 요인이 라고 합니다.[69] TMAO는 레시틴이 풍부한 음식과 장내 세균이 만나 서 생긴 결과입니다. 레시틴이 풍부한 음식은 내장 고기, 붉은 고기,

---

*   Trimethylamine N-Oxide
**   나쁜 콜레스테롤
***   염증에 반응해서 수치가 증가하는, 혈액에서 발견되는 단백질

달걀, 해산물, 콩(대두, 강낭콩, 검은콩)과 조리된 녹색 채소입니다.

레시틴lecithin은 그리스어 레키토스lekythos(달걀노른자)에서 유래한 단어로서, 동물과 식물 조직에서 발생하는 황갈색 지방 물질을 총칭합니다. 레시틴은 물과 지방을 모두 끌어당기므로, 일반적으로 쉽게 섞이지 않는 두 가지 성분을 조합합니다. 그리고 끈적끈적한 물질을 없애 식감을 부드럽게 하는 데 사용합니다.

레시틴은 원래 섞이지 않는 두 성분이 영원히 결합하도록 만드는 유화제입니다.

연구자들은 심장질환을 일으킬 위험을 증가시키는 원인이 음식 자체가 아니라, 음식 속 레시틴을 분해하는 세균에 의해 생성된 TMAO라고 제안합니다. 우리가 주로 먹는 서양식 식단은 레시틴으로 가득 차 있습니다.

우리는 또한 일반 채식주의자와 엄격한 채식주의자, 지중해식 식단을 먹는 사람들에게서 TMAO 수치가 낮고, 심혈관 질환에 걸릴 위험이 줄어든다는 것을 알고 있습니다.

고혈압에 걸린(심장질환을 일으키는 위험 인자) 동물을 대상으로 한 연구[70]에서는 해당 동물에서 미생물 다양성과 의간균류 대 후벽균류 비율이 감소하는 형태의 미생물군 불균형을 발견했습니다.

한 비교 연구에 따르면, 건강한 대조군에서는 로즈부리아와 유박테륨 비율이 높았습니다. 하지만 경동맥협착증을 보이는 동맥경화증 환자에서는 콜린셀라*Collinsella*균이 증가한다고 합니다.[71]

프로바이오틱스

프리바이오틱스prebiotics든 프로바이오틱스든 일관적으로 미생물 다양성을 증가시키거나 세균 비율을 강화한다는 것은 아직 확인되지 않았습니다.

심장질환을 치료하기 위해 항생제를 사용하는 연구 대부분도 실망스러웠습니다. 그러나 대변 이식, 프리바이오틱스와 프로바이오틱스, TMAO 억제제 등 장내 미생물군계를 대상으로 하는 새로운 치료법은 심장질환 치료에 전에 없을 기회를 제공할 것으로 보입니다.[72]

우리는 심장질환에 영향을 미치는 식이 요인들을 어느 정도 알고 있습니다. 따라서 TMAO에 관련된 대사 경로를 모두 확인하기 전까지, 대변 이식이나 어떤 세균 치료를 모색하는 방법은 선을 넘는 것일 수 있습니다. 심장질환과 관련된 식습관 변화는 잘 알려진 요인

---

* 유익한 장내 미생물의 생장을 돕는 식품 —옮긴이
** 살아 있는 유익한 미생물 —옮긴이

2 똥이 약이다

입니다. 레시틴이 포함된 식단을 중단해서 TMAO를 조절하는 것은 가능합니다. 하지만 아직 레시틴 전환에 책임이 있는 모든 세균을 식별하지는 못했습니다.

체중을 조절하는 미생물

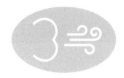

거리를 5분만 걸어도 뚱뚱하거나 병적으로 비만한 사람을 볼 수 있으리라.
윌슨 필립스의 팝 가수, 카니 윌슨

우린 텔레토비가 되었습니다! 1970년대의 디스코 유행이 시들해진 이후로 비만은 3배로 늘었습니다. 2016년 세계보건기구WHO는 성인의 39%가 과체중이고, 13%가 비만이라고 추정했습니다. 이로써 심혈관 질환, 당뇨병, 관절 및 근골격계 질환뿐만 아니라, 유방, 난소, 전립선, 간, 담낭, 신장, 대장 등에 생기는 수많은 암에 걸릴 위험에 그 어느 때보다 많이 노출되어 있습니다. 세계 대부분의 나라에서 비만은 기아보다 더 많은 사람을 죽게 합니다. 하지만 살사 댄스 수업에 등록하기 전에, 비만을 일으키는 장내 미생물군계의 역할을 더 논의해 봅시다.

가정용 컴퓨터, 다양한 TV 채널, 휴대전화의 출현으로 우리는 주로 앉아 있는 소비자 집단이 되었습니다. 앉아서 쇼핑하고, 앉아서 먹고, 앉아서 사람을 사귀고, 심지어 앉아서 구경하기도 합니다.

가공식품이란 무엇인가?

건강에 좋지 않은 첨가물이 들어 있으며, 갖가지 (기계적 또는 화학적) 변화를 겪은 식품입니다. 가공식품은 보통 냉동, 통조림, 구운 상태, 건조 또는 저온 살균 상태로 보관합니다.

- 베이컨
- 빵
- 시리얼
- 치즈
- 과자
- 가공육
- 햄버거
- 핫도그
- 감자튀김
- 냉동 피자
- 전자레인지 팝콘
- 우유
- 감자칩
- 탄산음료

2009년 채터지Chatterjee와 디볼DeVol은 27개국의 경제와 비만율의 관계를 연구했습니다. 이들은 통신과 정보기술에 소비하는 시간이 10% 증가할 때마다 비만율이 1.4% 상승한다는 것을 발견했습니다. 비만이 전 세계적으로 유행하는 이유는 인터넷의 물결과 함께, 기업이 이윤을 얻으려고 가공식품을 전 세계에 더 많이 공급하도록 허용하는 세계무역 협정의 결과에 일부 기인합니다. 더 오래 앉아 있고, 덜 움직이며, 건강을 생각하기보다 인터넷을 서핑하면서 먹기

편한 음식이 큰 피해를 가져왔습니다. 이러한 세계적인 비만 문제는 제가 글로베서티라고 부르는 문제를 일으켰습니다.

글로베서티globesity는 전 세계 경제와 문화가 혼합한 효과이자, 이것이 비만과 칼로리 섭취에 미치는 영향을 뜻합니다.

연구자들은 세계화(도시화, 경제, 정보, 기술 등 다차원의 변수를 가짐)에서 표준편차 한 가지가 증가한다는 것을 발견했습니다. 그 결과로 비만은 23% 증가했고, 칼로리 섭취는 4.3% 증가했습니다.[73]

서양식 식단과 비만의 연관성을 보여주는 이민자 연구

많은 가공식품이 겉으로 보기에는 건강해 보입니다. 하지만 여기에 첨가된 설탕, 지방, 소듐(나트륨), 방부제, 유화제 등에 문제가 있습니다. 그렇다면 서양식 식단은 우리의 미생물군계에 어떤 영향을 미칠까요? 그리고 미생물군계가 비만이 유행하는 현상의 한 단면일

• globe(세계)와 obesity(비만)의 합성어 —옮긴이

까요?

연구자들은 태국과 미국에 사는 몽족과 카렌 산악족 514명을 대상으로 대변을 수집했습니다. 이민 1세대와 2세대를 포함했고, 그중 19명에게서 이민 전후에 표본을 추출했습니다.[74] 비서구 국가에서 미국으로의 이주는 장내 미생물군계 다양성의 즉각적인 상실과 관련이 깊었습니다. 미국 관련 세균 균주는 토착 균주를 대체했습니다. 이러한 영향은 미국 거주 기간이 길수록 함께 증가했으며, 비만에 의해 악화되었습니다.

우리의 친구가 아닌 **식품 첨가물**

- 카복시메틸셀룰로스
- 고과당 옥수수 시럽
- 레시틴
- 엿당
- 트랜스 지방
- 글루타민산 소듐(나트륨)MSG, monosodium glutamate
- 퍼플루오로알킬류perfluoroalkyls

- 포도당
- 경화유
- 질산염
- 폴리소베이트

미생물 다양성을 감소하는 서양식 식단

2012년에 야추넨코[75] 등의 연구자들은 서구인의 미생물군계가 비서구인의 미생물군계보다 15~30% 더 적은 종으로 구성되어 있다는 것을 발견했습니다. 2017년 연구는 미생물군계의 낮은 다양성이 체중 증가와 관련이 있다고 밝혔습니다.[76] 그렇다면 다들 왜 유익한(균형 잡힌) 미생물군계에 관심을 가질까요? 그 이유는 바로 우리가 비행기 좌석에 여유 공간이 있기를 원하기 때문입니다.

실제로 장내 미생물군계 함량만을 기준으로 마른 사람과 비만한 사람을 분류해도 90%의 정확도를 보입니다.[77]

미생물군계에 영향을 미치는 위험 요인

대사증후군metabolic syndrome은 고혈압, 고혈당, 과다한 복부 지방, 건강하지 않은 콜레스테롤 수치를 보이는 상태를 말합니다. 이는 심장질환, 뇌졸중, 당뇨에 걸릴 위험을 높입니다.

비만, 대사증후군, 저강도 염증, 인슐린 저항성이 모두 장내 미생물군계의 변화와 관련이 있다는 연구 결과가 계속 나오고 있습니다.[78] 수영장에서 뽐내야 할 멋진 몸매가 배 속에 있는 미생물군에 의해 납치당했을 수도 있습니다.

한 연구는 고지방 음식을 먹는 인간과 쥐에서 특정 세균이 증가한다는 것을 발견했습니다.[79] 이 연구자들은 저강도 염증을 유발하는 세균에서 특정한 염증 분자인 지질다당류LPS가 증가한 것을 발견했습니다. 이 물질은 인슐린 저항성, 제2형 당뇨병과 비만에 영향을 미칩니다.

어떤 세균 때문인가?

최근 미생물 DNA 염기서열 분석 기술은 포유류의 내장에서 주요 세균 유형 네 가지(그람 음성 의간균류와 프로테오박테리아, 그람 양성 방선균류와 후벽균류)를 밝혀냈습니다. 연구자들은 같은 식단을 먹은 비만 쥐를 마른 쥐 형제와 비교했을 때, 한 종류의 세균(의간균류)은 감소하고, 다른 한 종류(후벽균류)는 증가한다는 것을 발견했습니다.[80] 이

•   lipopolysaccharides

들은 또한 비만한 사람에게서 미생물군 다양성이 전반적으로 부족하고, 미생물 수가 감소했다는 사실에 주목했습니다.

그러나 피험자 39명의 세균을 유전적으로 분석한 다른 연구[81]에서는, 체질량지수와 후벽균류 대 의간균류 비율 사이에 상관관계가 없었습니다. 그래도 체질량지수와 높은 상관관계가 있는 일부 종들의 모듈(효소)이 있었습니다.

추가 연구에서는 희귀한 미생물이 지배적인 미생물보다 비만을 조절하는 데 더 중요할 수 있다고 발견했습니다. 한 연구에서는 쥐에게 아커만시아 뮤시니필라 균을 투여하면 비만을 막을 수 있다는 것을 밝혔습니다.[82] 물론 그 쥐는 허벅지 살이 좀 늘었다고 해서 신경 쓰는 성격은 아니었을 것입니다. 그렇다고 지금 뛰쳐나가서 아커만시아 뮤시니필라를 사지는 마세요. 그것이 다른 질병의 요인임을 나타내는 연구가 있기 때문입니다.

●●   여기서 모듈이란 장내에서 수행하는 기능에 따라 분류한 세균의 집합을 말합니다. —옮긴이

2 똥이 약이다

어떻게 장내 세균이 우리를 뚱뚱하게 할까?

미생물은 복잡한 대사 과정을 통해 지방 저장과 에너지 추출에 영향을 미칩니다. 연구자들[83]에 따르면, 특정 내장 미생물군은 소화되지 않는 녹말에서 에너지를 추출할 수 있다고 합니다. 이러한 녹말의 예로는 곡물, 감자, 콩 등에서 나온 다당류가 있습니다. 장내 미생물군계는 또한 에너지 대사에서 탄수화물을 짧은사슬지방산으로 소화하는 가수분해효소를 생성합니다.

호르몬과 미생물군계 사이의 상호작용을 탐구하는 최근 저작들도 있다는 점도 짚고 넘어갑시다.

인슐린 저항성insulin intolerance이란 혈당(포도당)의 양을 조절하는 호르몬인 인슐린에 대한 신체 반응 장애를 말합니다. 이러한 인슐린 부족은 제2형 당뇨병으로 이어질 수 있으며, 대사증후군, 비만과 관련이 있습니다.

내장이 체중에 영향을 미치는 또 다른 방법은 **인슐린 저항성**의 역할에 있습니다. 인슐린은 췌장에서 생성되는 호르몬으로서, 세포가 포도당을 흡수해 에너지로 사용하도록 만듭니다. 인슐린 저항성을 가진 사람들은 인슐린을 효과적으로 사용할 수 없습니다. 그 결과당 수치를 증가시켜서 당뇨병과, 그 동생이라고 할 수 있는 당뇨병 전단계를 유발합니다. 당뇨병과 프로테오박테리아 사이에는 상관관계가 있는 것으로 보입니다. 연구자들은 체형이 마른 공여자로부터 장내 미생물군계를 이식받은 대사증후군 환자에게서 인슐린 수치가 향상되는 것을 발견했습니다.[84] 그렇습니다. 체중 문제에 대한 해결책은 정상 체중인 형제자매의 내장에 있을 수 있습니다.

렙틴은 우리에게 배가 부르다고 알려주는 호르몬입니다. 쥐에게 항생제(반코마이신)를 투여하면 혈중 렙틴 수치가 38%로 급격히 감소하는 현상이 관찰됩니다.[85] 세균이 죽는 것이 렙틴의 감소와 어떤 관련이 있다고 추론할 수 있습니다. 또한 쥐에서 렙틴이 증가하면 무키스피릴룸*Mucispirillum*, 락토코커스*Lactococcus*, 특정 라크노스피라과 세균이 증가합니다.[86] 알로바쿨룸*Allobaculum*과 같은 다른 세균이 렙틴 수치와 음의 상관관계를 가지고 있다고도 알려져 있습니다.

그렐린은 식욕을 자극하고, 음식 섭취를 증가시키며, 지방 저장을 촉진합니다. 그렐린은 비피더스균, 유산균, 블라우티아 코코이데스*Blautia coccoides*의 풍부함과 음의 상관관계가 있고, 박테로이데스 및 프레보텔라 종 다수와 양의 상관관계가 있습니다.[87]

숫자들

이상적으로 성인은 건강 프로필에서 다음과 같은 수치를 목표로 해야 합니다.

혈압은 120/80에서 140/90mmHg 이하여야 합니다.

혈당은 최소 8시간 동안 금식한 후에는 100mg/dL 미만이어야 하고, 식사 2시간 후에는 140mg/dL 미만이어야 합니다.

체질량지수는 이제 체중 대신 사용됩니다. 체질량지수가 18.5 미만이면 저체중이고, 18.5에서 24.9면 건강한 것이며, 25.0에서 29.9면 보통 건강에 좋지 않습니다.

저밀도 지질단백질 콜레스테롤은 100mg/dl 미만이어야 합니다. 189mg/dL 이상이면 매우 높습니다.

고밀도 지질단백질 콜레스테롤은 40~60mg/dl 사이여야 합니다.

이 모든 연구는 세균이 장에서 음식 증류 체계를 운영한다는 사실을 의미합니다. 여러분을 살찌우는 나초를 마른 형제나 날씬한 여동생과 함께 먹을 때, 이 중 얼마만큼의 나초가 지방으로 가고 얼마나 많은 에너지를 생산하는지를 세균이 결정하는 것이죠. 날씬한 동생에게 전화해서 "내 잘못이 아니었어!"라고 항변하기 전에 계속 읽어봅시다. 더 좋은 이야기가 나옵니다.

체질량지수BMI는 체중을 키의 제곱으로 나눈 값입니다. 정상 수치는 18.5kg/m²에서 25.0kg/m² 사이입니다. 체질량지수가 30.0kg/m² 이상이면 비만일 수 있습니다. 하지만 체질량지수는 지방과 근육(지방보다 무겁다)을 구별할 수 없고, 지방 수치가 낮으면서 근육질인 사람을 과체중 상태로 잘못 판별할 수 있습니다.

거의 모든 사람에게 체중 감량은 해야 할 일 목록 맨 앞에 있습니다. 그것은 새해의 가장 큰 결심이고, 놀라운 속도로 대화에 출현합니다. 우리는 마른 몸매가 되기를 원하고, 모델과 같은 치수의 수영복을 살 수 있기를 바랍니다.

우리는 또한 모든 음식을 아무 때나 먹을 수 있는 사치를 원합니다. 여기서 '아무 때나'라는 말은 우리 지역에서는 제철이 아닌 음식이 전 세계 시장에서 오는 것을 의미합니다.

이 식품이 미생물을 가지고 있을지도 모르므로, 여러분이 몇십 년간 접촉하지 않았던 세균이 근처의 식료품 가게 선반 위에 있다는 뜻이 됩니다. 예를 들어, 북반구가 겨울일 때 칠레, 아르헨티나, 남아프리카와 같은 남반구 국가들은 여름 포도를 팔고, 남캘리포니아는 일본으로 딸기를 배송합니다.

과거에 인간의 미생물군계는 현지에서 공급하는 전통 음식에 자연스럽게 맞춰져 있었습니다. 이제는 음식을 전 세계로 운송하고, 그 결과로 미생물군계에 세계적인 변화를 초래했습니다. 이게 좋은 것일까요, 아니면 나쁜 것일까요? 미생물군계의 감소된 다양성이 비만과 관련이 있다고 인식한다면 좋을 수도 있습니다. 하지만 새로운 세균을 도입하면 대가가 따라옵니다. 우리 미생물군계에 익숙하지 않은 세균이 그 안의 먹이사슬에 진입하면 미생물군 불균형을 일으킬 수 있습니다. 이 질문은 연구와 시간만이 답할 수 있을 것입니다.

고려해 볼 만한 다른 식품들

한 연구에 따르면 프락토올리고당oligofructose이 비만한 사람에게서 그렐린 분비를 감소합니다.[88] 하지만 체중 문제를 해결할 3만 9,999원(또는 아무 가격이라도)짜리 기적적인 치료법이 있다는 생각은 전혀 진실이 아닙니다. 우리는 마케팅 중심 사회에 살고 있으므로, 돈을 내고 사볼 만한 (소위) 해결책은 끝도 없이 많습니다. 알약, 장비, 보충제, 로션, 물약 같은 것들이 너도나도 우리 꿈이 실현될 수 있다고 약속합니다.

제 조언은 회의적인 소비자가 되라는 것입니다. 어떤 상품이 한 사람에게 도움을 주더라도, 다른 사람에게는 효과적이지 못할 수 있습니다. 우리를 지구 생물계에서 작지만 중요한 일부로 만드는 것은

• 비피더스균과 유산균의 생장을 촉진하는 프리바이오틱스

바로 독특함입니다. 기적을 파는 광고에 설득당하지 맙시다. 여러분의 환경, 습관, DNA, 심지어 각자의 독특한 미생물군까지 고려해야 합니다.

저는 우리가 모르는 것에 감사하게 되었습니다. 아직 발견하지 못한 지식은 지금까지 발견한 것보다 훨씬 더 큽니다. 이 글을 쓰면서도 지식이 놀라운 속도로 늘어나고 있다는 것을 느낍니다. 오늘 쓴 글이 내일은 의미가 없을 수도 있습니다. 그러나 이해로 가는 길은 직선이 아니라 곡선과 막다른 골목이 있는 길입니다. 질문은 하되 동의는 신중히 합시다.

가능성

이러한 모든 연구 결과는 날씬한 공여자(아마도 여러분의 마른 형제자매)의 대변을 이식하면 여러분을 더 건강하고 날씬하게 할 수 있다는 점을 시사합니다. 그러니 전화를 걸 때 기억합시다. 언젠가 여러분의 형제나 자매에게 많은 것을 물어봐야 할지도 모르니까요. 여러분의 생일이 다가오더라도 말은 조심해서 꺼냅시다. 그렇다고 너무 기대하지는 마세요. 브리검 여성병원의 최근 연구는 날씬한 공여자로부터 기증받은 대변을 넣어 만든 캡슐이 안전하긴 했지만, 체질량지수를 감소하지는 않았다고 발표했습니다. 어쨌든 대변 이식 캡슐을 잘 받아들여서 장내 미생물군계와 담즙산 구성물이 날씬한 기증자와 유사하게 변화했습니다.[89]

2019년에 발표된 연구는 엘리트 운동선수들에게서 발견된 장내 세균인 베일로넬라*Veillonella*가 경기력을 향상시킨다는 것을 발견했습니다.[90] 연구진은 마라톤 주자에게서 베일로넬라 균주를 분리해 실험용 쥐의 대장에 삽입했습니다. 그 결과, 베일로넬라 균을 투여받은 쥐가 그렇지 않은 쥐에 비해 러닝머신에서 13% 더 오래 달린다는 사실을 밝혀냈습니다. 이 연구가 아무리 유망하게 보일지라도 체질량지수를 개선하겠다고 뛰쳐나가서 베일로넬라 균을 사지는 맙시다. 홈쇼핑에서 유명 상표가 붙은 베일로넬라 균을 팔기까지는 훨씬 더 많은 연구가 필요합니다.

---

* 이하 '대변 이식 캡슐' —옮긴이

라임병과 대변 이식

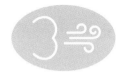

일반적으로 라임병이 더 오래 존재할수록
항생제 치료는 더 오래 계속된다.
케네스 싱글턴, 『라임 질환 해법』

1970년대 중반 코네티컷주 올드 라임 마을에서 소아 류머티즘 관절염으로 추정되는 질병을 앓는 집단을 확인했습니다. 1981년 미국 과학자 빌헬름 (윌리) 버그도퍼Wilhelm (Willy) Burgdorfer가 질병의 원인이 세균 때문이라고 밝혔습니다. 이 세균은 보렐리아 버그도르페리Borrelia burgdorferi로 알려져 있습니다. 해당 세균에 감염된 진드기가 사람을 물면서 병을 옮깁니다. 보렐리아 버그도르페리는 건강한 인간 미생물군계의 일부로 확인된 적이 없습니다. 그러므로 이 책에서는 이 세균을 병원체로 간주합니다.

미국 질병통제예방센터에서 매년 라임병 사례 3만 건을 쉽게 확인할 수 있습니다. 하지만 27만 건 이상이 더 존재하는데, 단순히 보고되지 않았다고 믿을 만한 이유가 있습니다. 라임병의 영향을 받은 미국 자치주 수는 지난 20년 동안 320% 증가했습니다.[91] 퀘스트 다이아그노스틱스에 따르면, 라임병은 전통적으로 북동부에서 더 만연했습니다. 하지만 지금은 미국 50개 주와 컬럼비아 특별구에서 모두 발견된다고 합니다.

> 라임병 발진에 감염되었을 때 나타나는 첫 번째 징후는 **이동홍반**EM입니다. 이는 원형 혹은 '황소 눈알' 모양의 발진입니다. 이 동홍반은 감염자의 약 70~80%에서 발생하며, 진드기에 물린 부위에서 시작합니다.

라임병의 다양한 증상은 진드기에 물린 후 3일에서 30일 사이에 발생합니다. 어떤 경우에는 물린 지 몇 달 후에 증상이 나타나기도 합니다. 때로는 여러 질병의 다른 증상을 모방하기도 하므로 라임병이라고 진단하기가 어렵습니다.

라임병의 주범은 검은다리진드기black-legged tick입니다. 이 진드기가 병원균을 사람에게 전염시키려면, 사람 몸에 36~48시간 동안 붙어 있어야 합니다. 48시간 이내에 진드기를 제거하면 감염될 가능성이 작습니다.

---

*   Quest Diagnostics. 미국 임상시험 회사 —옮긴이
**   Erythema Migrans

항생제, 전통적인 1차 방어선

항균제antimicrobials는 항생제, 항진균제, 항원충제, 항바이러스제를 포함하는 약물의 한 종류입니다. 항생제는 진균이나 세균에서 자연스럽게 생산됩니다. 화학 물질을 합성해서 항균제를 만들기도 합니다. 그래서 항생제는 자연산과 합성약품 둘 다 포함합니다.

미국 질병통제예방센터에 따르면, 라임병에 걸린 지 수 주 이내라면 독시사이클린, 아목시실린, 세프록심악세틸 등의 항생제를 이용해 성공적으로 치료할 수 있습니다.

그러나 라임병을 방치하면 관절, 심장, 신경계 등으로 감염이 확산합니다. 라임병을 치료받은 사람 중 약 10%가 계속해서 증상을 보입니다. 이들은 보통 관절통이나 근육통, 피로, 단기 기억상실이나 정신적 혼란을 겪습니다. 이것은 치료후 라임병 증후군post-treatment Lyme disease syndrome이라고 불리지만, 그 증상은 여러 염증성 질환에서도 공통으로 보이기 때문에 널리 받아들여지는 진단은 아닙니다.

라임병 증상symptoms of Lyme disease은 다음과 같습니다.

감기처럼 지나가는 증상

- 아프고 뻣뻣하고 부어오르는 관절

- 불안
- 어지러움

- 이명
- 피로

- 발열
- 두통

- 턱 통증
- 기분 변화

- 목 통증
- 야간 발한

- 발진
- 수면 장애

심장 문제

- 흉통
- 두근거림

- 호흡곤란

신경학적 증상

- 집중력 문제
- 광민감도

- 미각 또는 후각 상실
- 따끔거림

- 허약 및 안면마비

항생제로 라임병 및 다른 감염을 치료하는 것이 항균제 사용의 대표적인 예입니다. 항생제는 우연한 계기로 발견되었습니다. 과학자들은 이집트인들이 곰팡이가 핀 빵으로 상처를 치료했다는 사실을 오래전부터 알았습니다. 1922년에 스코틀랜드의 의사이자 과학자인 알렉산더 플레밍Alexander Fleming이 감기에 걸린 상태에서 우연히 페트리 배양접시 위에다가 재채기를 했습니다. 실험실 정리에는 소질이 없던 플레밍은 어수선한 책상 위에 배양접시를 그냥 놓고 갔습니다. 2주 후에 그는 배양접시에서 수많은 세균 군락이 자랐지만, 점액이 있던 부위는 깨끗하다는 것을 발견했습니다. 점액에는 고유한 항균력이 있습니다. 1928년에 플레밍은 일반적인 포도상구균으로 실험을 시작했습니다. 열린 창문 옆에 놓인 덮개가 없는 페트리 배양접시에 우연히 곰팡이가 피었습니다. (훌륭한 실험실 조수를 고용한 것일지도 모릅니다.)

라임 신경보렐리아증 Lyme neuroborreliosis은 신경학적 라임병의 일종입니다. 보렐리아*Borrelia* 속 스피로헤타spirochetes가 전신에 감염되면 발생합니다. 증상으로는 요추와 경추 부위의 통증, 사지로 방사되는 통증, 뇌신경 이상, 의식 상태의 변화 등이 있습니다. 감각에도 문제가 나타날 수 있습니다. 드물게 진행성 뇌척수염으로 악화될 수 있습니다.

플레밍은 곰팡이 군락 근처에 있는 세균이 죽어가는 것을 발견했습니다. 그래서 그 곰팡이를 동정同定해 푸른곰팡이*penicillium* 속의 일종임을 확인했습니다. 그리고 이것이 성홍열, 폐렴, 임질, 뇌막염, 디프테리아 같은 질병을 일으키는 세균에 효과가 있다고 밝혔습니다. 또 곰팡이 자체가 아니라 곰팡이가 만들어 낸 일종의 액즙이 세균을 죽였다고 결론 내렸습니다. 플레밍은 이 곰팡내 나는 액즙을 '페니실린'이라고 이름 지었습니다. 그는 나중에 다음과 같이 말했습니다. "1928년 9월 28일, 동이 트자마자 일어났을 때 내가 세계 최초의 항생제, 즉 '세균 킬러'를 발견해 의학 혁명을 일으키겠다고 계획했던 것은 결코 아니었다. 하지만 그게 바로 내가 한 일이라고 생각한다."

1940년이 되어서야 하워드 플로리Howard Florey와 에른스트 체인 Ernst Chain이 페니실린을 약으로 사용하는 방법을 알아냈습니다. 그러나 패혈증 환자 한 명을 치료하기에 충분한 페니실린을 얻으려면 곰팡이 액즙이 무려 2,000리터나 필요했습니다. 그러다 1941년에 실험실 조수인 메리 헌트Mary Hunt가 튼튼한 금형 틀에 싸인 지나치게 익은 멜론 두 개를 가져왔고, 그 곰팡이가 실험실 사방으로 튀었습니다.

그 곰팡이는 페니실리움 크리소게늄Penicillium chrysogenum으로 밝혀졌는데, 플레밍이 묘사했던 페니실린을 200배나 더 많이 만들어 냈습니다. 돌연변이를 일으키는 엑스레이와 여과를 거친 이 유전자 변형 곰팡이는 선행 물질보다 1,000배나 많은 페니실린을 생산했습니다.

1945년 플레밍, 플로리, 체인은 노벨상을 받았습니다. 플레밍은 수상 연설에서 페니실린을 남용하면 세균 내성을 유발할 수 있다고 경고했습니다. 메리 헌트는? 그녀는 인정받지 못했습니다. 만일 여러분이 〈제퍼디!Jeopardy!〉 결승 진출자가 되어서 혹시 이 문제가 출제된다면 도움이 되길 바랍니다.

21세기가 되었지만 아직도 어떤 것은 치료하고, 어떤 것은 망가뜨리는 이 섬세한 미생물의 변덕을 완벽히 이해하지 못합니다. 항생제는 라임병을 앓는 사람들에게는 효과가 있지만, 다른 사람들에게는 평생 이겨내야 할 도전입니다. 연구자들은 라임병으로 인한 미생물군 불균형이 염증을 유발하는 대사 경로(사이토카인)를 자극해서 염증이 발생한다고 생각합니다.[92] 이러한 염증 반응은 라임병에서 나타나는 증상 중, 특히 치료후 라임병 증후군이라고 불리는 증상을 일으킵니다. 이 증후군은 치료 후에 발생하는 항생제 내성 관절염도 포함합니다. 그 원인에 대해 광범위한 추측이 있었지만 아직 완전히 밝혀지지는 않았습니다.

의사로서 저는 보렐리아 버그도르페리 같은 세균을 억제해야 한다고 생각합니다. 그리고 이때 항생제가 효과가 있다는 사실도 압니다. 하지만 어쩌면 항생제가 너무 잘 들었기 때문에, 최초 감염 이후에도 관절염이 지속되는 현상에 책임이 있을 수도 있습니다. 치료후 라임병 증후군을 더 풍부하고 다양한 미생물로 치료할 수 있을까요? 가능할 수도 있습니다.

• 미국 유명 텔레비전 퀴즈 쇼 ─옮긴이

2 똥이 약이다

이 모든 사항은 항생제와 염증 사이의 관계에 의문을 품게 하며, 이는 염증과 미생물군계의 관계에 대한 자연스러운 후속 질문으로 이어집니다. 세균 감염은 자연산 세균 적군으로 치료해야 하지 않을까요? 그 방법이 단순히 이 감염성 세균(일명 병원균)을 항생제로 죽이는 것보다 더 복잡할까요? 인간의 미생물군계는 우주 블랙홀처럼 너무 방대하고 조밀해서 완전히 이해할 수 없을지도 모릅니다.

자폐 스펙트럼 장애와 대변 이식

우리는 울고 소리 지르고 때리고… 물건을 부순다.
하지만 그래도 우리를 포기하지 말아달라.
제발 우리와 함께 계속 싸워주길 바란다.
자폐증 환자, 히가시다 나오키

자폐증, 세균 그리고 치료. 최근까지 이 세 단어를 연관 지을 수 있다고 결코 생각하지 못했습니다. 자폐증은 사회적 상호작용이나 의사소통의 어려움, 반복적인 생각과 행동이 특징인 중증 장애로 정의합니다.

일부 자폐증 환자는 지능지수가 낮은 지적 장애를 가집니다. 하지만 많은 환자의 지능은 평균 이상입니다. 자폐증이 지능과 아무런 관련이 없다는 사실이 점점 더 받아들여지고 있습니다. 자폐증 환자는 의사소통 문제 때문에 단순히 다루기 어려운 피험자일 뿐입니다. 자폐증 진단은 최근 몇 년간 급등해서 2년 만에 15%가 증가했습니다. 어린이 59명 중 1명은 자폐 스펙트럼 장애ASD 진단을 받습니다. 이 추정치는 남아에서 38명 중 1명꼴로 더 높습니다.

공통적으로 반복되는 **자폐 행동**autistic behavior

- 물건 뒤집기
- 손 흔들기
- 머리 빙빙 돌리기
- 장난감 줄 세우기
- 서랍이나 문을 열고 닫기
- 몸 흔들기
- 막대 흔들기
- 물건 돌리기

자폐증이 처음 기록된 사례는 1747년 스코틀랜드 보그에서 휴 블레어Hugh Blair의 동생이 블레어의 재산을 얻을 목적으로 블레어 아내와의 결혼을 무효화해 달라고 탄원했던 법정 사건으로 거슬러 올라갑니다. 법원 문서에는 블레어가 강한 자폐증 증상을 보이는 것으로 묘사되었습니다.

1798년 프랑스에서 아베롱의 빅토르Victor of Aveyron라고 불리는 아이가 수년간 야생에서 살다가 인간 사회로 돌아온 일이 있었습니다. 그는 아베롱의 야생 소년The Wild Boy of Aveyron으로 알려졌습니다. 젊은 의대생인 장 마르크 가스파르 이타르Jean Marc Gaspard Itard는 빅토르를 자기 집으로 입양하는 데 성공해서 교육하려고 노

• Autism Spectrum Disorder

력했습니다. 이타르는 이 소년에게 언어와 사회성을 가르치려고 시도하며 방대한 문서를 수집했습니다. 빅토르는 자폐증을 앓았을 가능성이 가장 크다고 생각됩니다.

1911년 스위스의 정신과 의사인 오이겐 블로일러Eugen Bleuler는 자폐증이란 용어를 처음 사용했습니다. 그는 조현병이라고 여겼던 독특한 증상군을 묘사하기 위해서 그 용어를 썼습니다. 그 이후로 과학자들은 다양한 가설을 활발하게 제시하며 자폐증이 발생하는 원인에 접근하는 연구를 했습니다. 원인으로는 유전적 소인, 임산부의 홍역, 출생 시 산소 부족, 환경 화학물질, 백신, 바이러스 등이 있다고 봤습니다. 부모들은 심지어 할례를 탓하기도 했죠! 자폐 행동은 1세 이전에는 거의 볼 수 없기 때문에, 부모가 아이에게서 행동 변화를 알아채면 일단 최근 사건에서 그 원인을 찾으려고 합니다.

아스퍼거 증후군 Asperger syndrome이 있는 사람은 자폐증이 있는 사람과 마찬가지로 사회적 상호작용 문제를 공통적으로 가집니다. 그러나 언어 발달 지연은 없습니다. 이들은 보통 평균 혹은 그 이상의 지능을 지니고 있지만, 특정 주제에 강박적으로 집중하거나 같은 행동을 계속 반복합니다.

자폐아의 뇌 스캔과 자폐증이 아닌 대조군의 뇌 스캔을 비교했을 때, 형태와 구조에서 차이를 발견했습니다.[93] 그러나 다른 연구에서는 자폐아를 둔 비자폐 부모의 뇌에서 다른 자폐아와 동일한 뇌 특성을 보이는 뇌의 차이를 발견했습니다.[94]

2013년에 자폐증이라는 용어는 자폐 스펙트럼 장애로 바뀌었습니다. 현재는 이 단어가 아스퍼거 증후군과 비전형성 전반적 발달장애PDD-NOS를 포함합니다.

또 다른 접근법

우리는 소화관에 생긴 문제가 쥐의 행동을 변화시킬 수 있다는 것을 알고 있습니다. (영화 〈라따뚜이Ratatouille〉에서 요리하는 쥐를 기억하죠?) 하지만 실제로 연구자들은 식중독을 일으키는 세균인 캄필로박터 제주니가 쥐의 탐색 행동을 줄이고 비탐색 행동을 증가시킨다는 것을 발견했습니다.[95]

다른 연구자들은 설치류를 감염시키는 회충 또는 선충인 니포스트롱길루스Nippostrongylus 세균이 폐와 장에서 운동 장애와 관련된 염증을 활성화하는 것을 발견했습니다.[96]

또 시트로박터 로덴티움Citrobacter rodentium을 쥐에게 투여한 후

---

* Pervasive Developmental Disorder Not Otherwise Specified

쥐의 불안감이 증가한다는 사실을 발견한 연구도 있습니다.[97] 시트로박터 로덴티움은 사람의 대장균처럼 쥐에게 급성 대장염을 일으키는 병원체입니다. 전형적인 디즈니 만화 속 모험과는 달랐습니다. 이러한 연구는 장과 뇌를 연결하는 신경의 관계 그리고 행동과 세균의 연관성을 조사하는 발판이 되었습니다.

그 후 더 많은 연구자가 식중독의 흔한 원인인 캄필로박터 제주니균이 쥐에게서 불안과 유사한 행동을 증가시킨다는 것을 발견했습니다.[98]

논리적으로 이러한 연관성은 일부 신경정신질환이 미생물군 불균형 때문일 수 있음을 시사합니다. 다른 연구들은 우울증과 세균의 연관성을 발견했습니다. 우리는 우울증이 뇌에서 기원한다고 생각하지만, 장뇌축gut-brain axis이 세균과 서로 연결되어 있습니다. 염증성 장질환과 우울증의 연관성을 살펴보면, 우울증의 행동 양상이 세균의 영향을 받는다고 보는 것이 타당합니다.

벨기에서 진행된 최근 연구에 따르면, 우울증을 앓는 피험자의 미생물군계에서는 코프로코커스Coprococcus 속 세균과 디알리스터Dialister 속 세균이 사라졌습니다. 하지만 삶의 질이 높은 피험자는 그렇지 않다는 것을 발견했습니다.[99]

《안에어로브Anaerobe》에서 발표한 또 다른 연구에서 자폐아 33명의 미생물군계에서 많은 수의 클로스트리듐 퍼프린젠스Clostridium perfringens가 군집을 이루고 있는 것을 발견했습니다.[100] 이 세균은 미생물군계에서 독소를 생성한다고 알려져 있습니다.

2017년 애리조나주립대학교는 자폐 스펙트럼 장애를 앓는 어린이에게서 전반적으로 미생물 다양성이 낮다는 것을 확인했습니다. 특히 프레보텔라 코프리*Prevotella copri* 균 연관 종이 감소했습니다. 또한 자폐 스펙트럼 장애를 앓는 아이의 장에 페칼리박테리움 프로스니치*Feacalibacterium prausnitzii*와 헤모필러스 파라인플루엔자*Hemophilus parainfluenzae*가 적었습니다.[101] 강Kang 등은 연구를 계속해서 2019년에 자폐 스펙트럼 장애 피험자 18명에게 미생물 이식 치료MTT를 처치했습니다. 이 치료법은 집약적으로 조합되고 변형된 대변 이식술입니다. 이 치료는 '자폐 스펙트럼 장애와 만성 소화기 질환이 있는 어린이 대상자에게 2주간 반코마이신 치료와 이에 따른 대장 청소를 한 뒤, 1~2일간 고용량 대변 이식을 실시하고, 7~8주간 위산 억제제 1일 유지 용량을 복용하게' 했습니다. 치료 8주 후에 대상자의 소화기 질환 증상이 80% 감소하고, 느리긴 하지만 꾸준하게 자폐 스펙트럼 장애 증상이 개선되었습니다. 그들은 또한 잠재적으로 유익한 미생물을 포함해서, 장내 미생물군계 다양성이 현저하게 증가했다는 것도 발견했습니다.

연구자들은 2년 후에 자폐 스펙트럼 장애를 지닌 피험자 18명을 추적해서 놀라운 사실을 찾았습니다. 가족들은 자폐 스펙트럼 장애

• Microbial Transfer Therapy

관련 증상이 치료 18주 이후로 천천히 그리고 꾸준히 개선되었다고 보고했습니다. 부모들이 사회반응성척도SRS를 사용했을 때, 실험 초기에는 피험자의 89%가 심각한 범위에 있었습니다. 하지만 2년 후 추적 관찰에서는 47%로 떨어졌습니다. 이렇게 부모가 참여한 평가에서뿐만 아니라 다른 전문가 평가에서도 개선을 보였습니다.

2년 후 추적 관찰에서 실험 참가자의 대변에서 비피더스균과 프레보텔라가 더 높게 유지되었습니다. 이 때문에 연구자들은 자폐 스펙트럼 장애 행동과 소화기 질환 사이에 유의미한 상관관계가 있다고 결론지었습니다.[101]

이러한 고무적인 관찰은 집중적인 미생물 이식 치료 개입이 소화기 질환이 있는 자폐 스펙트럼 장애 어린이를 치료하는 유망한 요법임을 보여줍니다.

대변 이식이 자폐증을 완치하지 못할 수 있지만, 병의 진행 경로를 바꿀 수는 있습니다. 행동 증상을 바꿔서 삶의 질을 높이면 자폐증 환자와 가족, 친구들에게 큰 진전이 될 수 있습니다.

●● Social Responsiveness Scale

피부를 다스리는 미생물

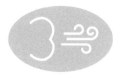

피부는 몸 안에서 무슨 일이 일어나고 있는지를 보여주는
정말 좋은 지표다.
홀리스틱 스킨케어 전문가, 새미 블랙퍼드

피부가 뒤집어져서 상태가 좋지 않다면 '불금' 저녁에도 집 밖으로 나가고 싶지 않을 때가 있습니다. 우리가 많은 것은 가볍게 넘길 수 있습니다. 하지만 진물이 줄줄 흐르는 상처가 있다면 자존감은 자유 낙하합니다. 아무도 감기 걸린 사람에게 키스하거나 두드러기가 있는 누군가를 껴안고 싶어 하지 않으니까요.

최근 연구자들이 미생물군계와 피부 건강 사이에서 연관성을 발견했다는 것은 놀랄 일이 아닙니다. 연구자들 구강과 피부의 미생물 수를 이용해서 원발성면역결핍증후군에 걸린 사람들의 미생물군계마다 차이가 있음을 밝혀냈습니다.[102] 이들은 만성 점막 피부 칸디다

증CMC과 고IgE 증후군을 앓는 사람은 건강한 사람에 비해 아시네토박터*Acinetobacter* 균은 더 많고, 코리네박테륨*Corynebacterium*은 더 적다는 사실을 발견했습니다. 이 두 가지 유전 질환은 진균과 포도상구균 감염의 위험을 증가시킵니다.

원발성면역결핍증후군PIDD은 면역 체계가 약해서 발생하는 300가지 이상의 만성 질환군입니다. 유전적으로 발생한다고 여겨지고, 보통 어린 시절에 진단됩니다. 증상이 중증으로 변하거나 재발할 수 있습니다. 예를 들어, 폐렴, 부비동 감염, 농양, 귀의 감염, 피부 감염 등이 나타납니다.

원발성면역결핍증후군의 예

- 무감마글로불린혈증
- 혈관확장성 운동실조증
- 벤타병BENTA Disease
- 만성육아종
- 디죠지 증후군
- 선택적 IgA 결핍증
- 비스코트-올드리치 증후군
- CTLA4 결핍증CTLA4 deficiency
- DOCK8 결핍증
- GATA2 결핍증

---

* Chronic Mucocutaneous Candidiasis. 병원성 칸디다 알비칸스로 인한 피부, 손톱, 점막의 재발성 감염을 특징으로 하는 유전성 질환군
** Primary Immunodeficiency Diseases

고IgE 증후군hyper IgE syndrome은 습진, 호산구증, 피부 농양, 폐 감염, 혈청의 높은 IgE 수치를 특징으로 하는 희귀 면역결핍 질환입니다.

또 다른 만성 피부 질환인 심상성 건선도 미생물군계와 관련이 있습니다. 전 세계에서 1억 명이 건선으로 고통받고 있지만, 잘 알려지지 않다가 팝 스타 신디 로퍼Cyndi Lauper가 건선을 앓은 이후로 널리 알려졌습니다. 건선은 피부 세포의 수명 주기를 빠르게 하는 과도한 면역 체계 때문에 발생한다고 생각됩니다. 증상은 발적이나 각질이 일어나고, 피부가 두꺼워져서 반점이 나타나는 것입니다. 이 반점은 흰색, 은색 또는 붉은색을 띠며, 피부가 건조해지고 갈라지면 출혈이 날 수 있습니다. 이는 가려움, 화끈거림, 쓰라림을 동반합니다.

그렇다고 건선이 머리색을 분홍색으로 바꾸지는 않습니다. 전혀 다른 골칫거리죠.

보통 건선 증상은 사람마다 달라서 어떤 사람은 관절이 붓고 뻣뻣하다고 느낍니다. 대부분의 건선 환자들은 몇 주나 몇 달간 악화하는 사이에 완화 주기를 가집니다.

건선은 전통적으로 코르티코스테로이드 크림, 레티노이드(비타민A 연고), 살리실산 연고, 칼시트리올(합성 비타민D₃) 연고, 콜타르 연

• 신디 로퍼는 머리를 분홍색으로 염색하는 걸로 유명했습니다. —옮긴이

고를 비롯한 광선요법, 메토트렉세이트(암 화학요법), 경구 레티노이드, 생물의약품 등을 사용해 치료해 왔습니다.

생물의약품biologics이란 무엇인가?

생물의약품은 인간과 동물 유래 단백질로 제조한 약이며, 염증을 일으키는 효소를 차단합니다. 생물의약품은 효과적이지만 비용이 많이 듭니다.

건선을 흔히 피부 질환이라고 여깁니다. 하지만 피부와 장내 미생물군계를 모두 포함하는 전신 염증성 질환의 일부라고 믿는 이유가 있습니다. 관절염과 염증성 장질환도 척추관절염과 관련이 있습니다. 최근에 들어서야 서로 다른 염증성 질환과 미생물 사이의 복잡한 관계가 연구되는 중입니다.

척추관절염spondyloarthritis은 관절과 부착부(인대와 힘줄이 뼈에 달라붙는 부위)에 모두 발생하는 염증성 질환군입니다. **강직성 척추염**ankylosing spondylitis과 **건선성 관절염**psoriatic arthritis을 포함합니다. 일반적인 증상은 관절통인데, 간혹 척추에 영향을 미칩니다.

건선은 많은 질병과 마찬가지로 유전적 요인과 환경적 요인의 조합에 따라 발생한다고 생각됩니다.[103] 그러나 상당한 연구를 통해 피부와 장내 미생물군계에 생긴 불균형이 건선과 관련이 있다는 것이 밝혀졌습니다.[104]

건선이 있는 사람들의 장내 미생물군계에서 의간균류가 감소하고, 피컬리박테리움이 증가한다는 것이 드러났습니다. 또한 건선 환자의 미생물 다양성이 줄어든 것도 찾았습니다.[105] 건선 환자는 피부에 포도상구균과 연쇄상구균을 더 많이 갖는 경향도 보입니다. 또한 연구자들은 심상성 건선 환자에게서 건강한 사람과는 다른 핵심 미생물군계(장 유형)를 발견했습니다.[106]

희망이 보입니다! 덴마크 연구 팀은 건선성 관절염 환자 80명을 대상으로 대변 이식을 실시했습니다.[107] 모집을 시작했고(2017년 5월) 연구는 2019년까지 계속되었습니다. 이들의 연구를 온전히 읽어보려면 구글로 다음을 검색해 봅시다.

Efficacy and safety of fecal microbiota transplantation in patients with psoriatic arthritis: protocol for a six month, double-blind, randomized, placebo-controlled trial.
(건성성 관절염 환자에 대한 대변 미생물 이식의 효능과 안전성
: 이중맹검, 무작위 배정, 위약 대조를 통한 6개월간의 시험 프로토콜)

염증을 다스리는 미생물

면역 체계는 신체가 해로운 화학물질이나 미생물 같은 잠재적인 위협에
직면했을 때 염증을 유발한다. 염증이 신체의 기본 상태가 된다면
문제가 발생한다. 그리고 알츠하이머병부터 우울증, 암, 심장질환에 이르는
여러 가지 병이 만성 염증 때문에 발생한다고 보여주는 증거가 있다.
《뉴스위크》

염증이란 무엇일까요? 염증은 우리에게 익숙한 단어입니다. 피부가
베이거나 멍이 들면 손상된 부위가 붉게 부어오르는 모습을 볼 수
있습니다. 아야! 이것이 우리가 보고 느끼는 염증입니다. 하지만 우
리가 볼 수 없는 염증 종류는 무엇일까요? 바로 관절염, 심장질환,
염증성 장질환 등과 관련된 염증입니다.

염증은 적어도 열여덟 가지가 있습니다. 이 중 미생물군계와 관련
된 만성 염증은 몇 달에서 몇 년 동안 지속됩니다. 세계적으로 5명
중 3명은 만성 호흡기 질환, 심장질환, 암, 비만, 당뇨병과 같은 만성
염증성 질환 때문에 사망합니다.

만성 염증의 원인은 무엇일까?

자폐증처럼 만성 염증도 여러 가지 원인이 지목되어 왔습니다. 염증을 유발하는 대사 경로가 복잡하기 때문에, 이 책에서는 효소, 단백질, 사이토카인, 유전자, 대식세포, 림프구 등에 대한 자세한 설명을 빼고 단순화할 작정입니다. 그냥 이야기하려면 10대가 문자 메시지를 보내는 것보다 더 많은 약어와 숫자, 설명이 필요하기 때문입니다.

만성 염증의 위험 요인

- 나이: 나이가 들면 만성 염증이 생길 가능성이 커집니다.
- 식단: 다량의 포화 지방, 트랜스 지방 또는 정제된 설탕
- 호르몬: 낮은 에스트로겐과 테스토스테론
- 비만: 체질량지수는 사이토카인 방출과 관련이 있습니다.
- 수면장애
- 흡연: 항염증 분자 수를 줄입니다.
- 스트레스: 사이토카인 방출 증가

만성 염증은 **전염성을 띠는 세균, 바이러스, 진균** 때문에 생길 수 있습니다. 결핵, 라임병, 클로스트리듐 디피실리균 감염과 같은 질병은

특정 세균과 관련이 있습니다.

연구자들은 간질환, 제2형 당뇨병, 파킨슨병, 알츠하이머병 등도 병원균과 관계가 있다고 추정합니다.[108] 그러나 이러한 질병은 활동성 감염 때문에 생기지 않습니다. 평소 휴면하던 세균이 스트레스를 받아서 내부에서 염증 유발 독소인 지질다당류를 복제하고 분비하면서 발생합니다. 자극물irritants도 만성 염증을 일으킬 수 있습니다. 여기서 자극물은 광고 전화를 말하는 것이 아닙니다. 석면과 같은 산업적 자극물이나 폐를 자극하는 털, 비듬, 꽃가루에 대한 일상적인 알레르기를 말합니다. 석면 노출은 전체 폐암 원인의 3~4%를 차지합니다. 석면이 함유된 탤컴 파우더가 만성 염증과 관련이 있다는 연구 결과도 있습니다.

어디에서 온 것이든 과다한 연기는 폐에 염증을 일으키고, C-반응성 단백질(염증에 반응한 간이 생산한 물질)과 백혈구 수(신체 염증 지표)를 증가시키며 만성폐쇄성폐질환, 폐기종 및 폐암 발생 위험성을 증가시킵니다.

염증의 종류

- 급성
- 만성
- 섬유소성
- 증식성
- 카타르성
- 삼출성
- 육아종성
- 간질성

- 실질성
- 화농성
- 아급성
- 위막성
- 장액성
- 궤양성

자가면역질환은 만성 염증을 유발합니다. 자가면역질환은 면역 체계가 우리 몸의 건강한 조직을 잘못 공격할 때 발생하며, 유전이나 환경, 생활 습관에 따라 생긴다고 간주됩니다. 만성 염증을 유발하는 자가면역질환의 예로는 류머티즘 관절염, 전신 홍반 루푸스, 셀리악병, 원발성면역결핍증후군, 다발성 경화증 등이 있습니다.

비만은 염증의 일부 진단 지표와 관련이 있습니다. 비만한 사람들은 심장질환, 암, 당뇨병에 걸릴 위험이 더 큽니다.

사이토카인cytokine은 면역 체계를 관리하는 여러 가지 다른 세포에 의해 분비되는 다양한 단백질을 말합니다. 사이토카인은 면역세포를 목표로 해서, 그 세포에 있는 수용체와 결합합니다. 그 결합은 면역세포에 신호를 줍니다. 과다한 신호는 염증을 유발합니다.

지방세포는 사이토카인 방출을 촉발합니다. 그런데 사이토카인이 침입자를 공격하는 대신 건강한 신경, 장기, 조직을 대상으로 삼습니다. 체중이 늘면 사이토카인을 더 많이 증가시켜서 우리 몸이 인슐린을 사용하는 능력에 영향을 미칩니다. 이는 때로 제2형 당뇨병으로 이어지기도 합니다.

염증 과정에서 어떤 일이 일어날까?

만성 염증의 징후

- 급·만성 통증
- 점액 과다 생성
- 잦은 감염
- 체중 변화
- 소화관 문제: 변비, 설사, 위산역류
- 우울증과 심한 감정 기복
- 피로와 불면증
- 피부 발진

모든 염증 과정은 동일하게 시작합니다. 혈관은 혈류를 증가시키기 위해 확장하고, 모세혈관은 호중구(백혈구의 일종)가 문제가 생긴 조직에 접근하도록 개방합니다. 이때 대식세포와 림프구가 늘어나면서 호중구를 대체합니다. 그러나 만성 염증은 대식세포, 림프구, 형질세포를 계속 생산합니다. 이들은 염증성 사이토카인, 성장인자, 효소를 만들어서 조직을 손상시킵니다. 이러한 현상은 여러분 집의

페인트칠을 돕겠다고 제안하는 선의를 가진 친구들이 24명 있는 것과 매우 비슷합니다. 오래지 않아 그들은 온통 서로를 밟고 서서 어떤 벽에는 두 번 칠하고, 어떤 벽에는 색을 잘못 칠하고, 어떤 벽은 완전히 지나칠 것입니다. 누군가는 맥주를 가져오면서 실수도 하겠지요.

미생물군계는 염증 과정에 어떻게 끼어들까?

2013년 연구자들은 낮은 미생물 다양성이 장염, 비만, 인슐린 저항성, 저강도 염증의 원인이라고 생각했습니다.[109] 그 이후 여러 연구에서 미생물군 불균형과 염증의 관련성을 조사했습니다.[110]

장에 있는 미생물이 염증에 반응할 때, 세포가 증식해서 발암 위험도를 변화시킨다고 알려졌습니다. 이들은 흔히 종양의 성장을 제한하거나 촉진합니다.[111] 헬리코박터 파일로리에 감염된 사람은 위산을 증가시키는 염증성 사이토카인 기능(단백질 전달 물질)이 강화되어서, 위궤양과 위암에 걸릴 수 있습니다.[112] 하지만 식도와 기도에 사는 헬리코박터 파일로리는 질병을 예방합니다. 이런 상황은 모든 세균이 각자의 자리에서 맡은 임무에 충실해야 한다는 것을 알려줍니다.

연구자들이 쥐에게 아커만시아 뮤시니필라 균을 먹였을 때, 쥐의 염증이 줄고 체중이 감소했습니다.[113] 그렇다고 이 연구가 당장 아커만시아 뮤시니필라 치료를 시작해야 한다는 것을 의미하지는 않습니다. 세균은 다른 세균과의 조화나 위치에 따라서 좋거나 나쁠 수도 있기 때문입니다.

퍼즐 한 조각

염증이 있으면 렙틴 수치가 증가합니다.[114] 렙틴은 배가 부를 때 뇌(시상하부)에 알려주는 호르몬입니다. 몇몇 연구는 장관 상피에 있는 렙틴이 미생물군계를 형성하는 데 도움을 주고, 장내 병원균을 상대하는 역할을 한다고 제안했습니다.[115]

면역억제제immunosuppressive drugs는 다양한 자가면역 상태를 억제하려고 사용합니다. 면역억제제는 주로 다음과 같은 몇 가지 범주로 나뉩니다.

당질코르티코이드glucocorticoid는 관절염, 전신 홍반 루푸스, 크론병, 습진, 알레르기 등의 자가면역질환을 치료하는 데 사용합니다. 코르티손과 프레드니손은 당질코르티코이드의 예입니다.

메토트렉세이트와 같은 **정균제**cytostatics는 세포분열을 억제합니다. 류머티즘 관절염과 전신 홍반 루푸스에 사용합니다.

항체의약품antibody drug은 자가면역질환과 암 치료에 사용합니다.

이뮤노필린immunophilins은 장기 이식 후 항거부 반응제로 주로 사용합니다.

종양괴사인자 결합TNF binding 단백질 약물은 건선, 류머티즘 관절염, 강직성 척추염, 크론병 치료에 사용합니다. 이 약은 결핵에 걸릴 위험을 높일 수 있습니다.

렙틴이 결핍된 포유류에서는 비만이 나타납니다. 이것이 사실이라면 체중 증량이 만성 염증의 증상인 이유가 무엇일까요? 어째서 렙틴이 실험 쥐처럼 우리를 정상 체중으로 만들지 못하는 걸까요?

대사 경로는 복잡한 여행과 마찬가지여서 연구자들은 렙틴 저항성 등을 조사하고 있습니다. 렙틴 피드백 고리의 또 다른 부분인 에너지를 소비하지 않는 이유는 만성 염증과 피로 때문일 수 있습니다. 렙틴은 여러분이 태워 없애는 칼로리양을 줄일 수 있습니다. 렙틴 저항성은 신진대사에서 새로운 요소이기 때문에 많은 연구자와 의사는 아직 이에 대한 정의조차 합의하지 못했습니다. 우리는 이것

•   Tumor Necrosis Factor binding

이 미생물군계의 한 인자라는 것은 알고 있지만, 정확한 역할은 여전히 모릅니다.

염증성 질환

셀리악병은 유전적 감수성에서 비롯됩니다. 셀리악병 유전자는 인구의 30~40%에 존재하지만, 단 1%만이 셀리악병으로 진단됩니다. 소장 점막에 염증을 일으키는 글루텐은 셀리악병을 유발하는 환경적 요인입니다.

그러나 글루텐이 셀리악병 유전자를 가진 모든 사람에게 질병을 유발하지는 않습니다. 일부는 성인이 될 때까지 글루텐을 다년간 소비한 후에야 셀리악병이라고 진단받습니다.[116] 아마도 바이러스나 세균 감염이 장내 미생물군계를 변화시키면서 이들에게 글루텐불내증을 유발한다고 생각됩니다.

몇몇 연구는 셀리악병 환자들이 글루텐이 없는 식단을 유지한 후에도 건강한 대조군과 구별되는 미생물군을 가진다는 것을 발견했습니다. 셀리악병 환자에게는 박테로이데스와 프로테오박테리아가

•• 밀, 보리, 호밀을 포함한 곡물 속 단백질

늘어나 있었습니다.[117] 또한 셀리악병 환자에게는 포도상구균이 더 많았습니다.[118] 그러나 비피더스균은 더 적었습니다.[119] 연구자들이 유전자 염기서열을 계속 분석하는 동안 이러한 연구 결과는 여전히 정밀 조사 중입니다.

건선성 관절염은 세균과 연관성을 갖는, 피부와 관절의 자가면역질환입니다.[120] 건선성 관절염은 일부 건선 환자에게 영향을 미치는 염증성 관절염의 일종입니다. 대부분 건선이 먼저 발병한 뒤에 건선성 관절염으로 진단되지만, 관절 문제는 피부 병변이 나타나기 전에 시작되기도 합니다.

아커만시아와 루미노코커스*Ruminococcus* 같은 몇몇 장내 세균이 건선성 관절염 환자에게는 부족합니다. 이 세균들은 미생물군계를 일정한 상태로 유지하는 데 중요합니다. 이들 이름을 슬쩍 들먹이며 주변에 지식을 자랑하기에도 좋습니다. 세균 제품으로 건선성 관절염을 치료할 가능성을 보여주는 연구가 진행 중입니다.[121]

다른 관절염은 특정 세균성 미생물군 불균형과 관련이 있습니다. **류머티즘 관절염**은 신체 면역 체계가 실수로 자기 관절을 공격하는 자가면역질환입니다. 이에 따라 관절(활액막) 안쪽이 두꺼워져 관절이 붓고 통증이 생깁니다. 간혹 관절 쪽 피부 아래에 단단한 혹이 발생합니다. 연구자들은 새로 발병해서 아직 치료받지 않은 류머티즘 관절염 환자에게서 프레보텔라 코프리가 증가하고 박테로이데스가 감소한 것을 발견했습니다.[122] 이 분야는 검증을 위해 더 많은 연구가 필요합니다.

척추관절염은 인대나 힘줄이 뼈에 달라붙는 부위와 관절에 발생하는 염증성 질환군입니다. 건강한 대조군과 비교할 때 척추관절염 환자의 대변에서 루미노코커스 그나부스*Ruminicoccus gnavus* 균이 증가했습니다.[123] 다시 말하지만, 결론을 얻으려면 척추관절염과 루미노코커스 그나부스에 대해 훨씬 더 많은 자료를 수집해야 합니다.

골관절염osteoarthritis은 관절염에서 가장 흔한 종류로, 뼈의 말단에 있는 연골이 시간이 지나면서 닳아 없어질 때 발생합니다. 이는 전통적으로 비염증성으로 여겨졌으나, 최근에는 염증성 아형을 가진다고 재조명되었습니다. 미생물군계와 뼈 건강 사이의 연관성은 자세하게 연구되지 않았습니다. 그러나 장내 미생물군계에서 생기는 변화는 골다공증과 골절을 일으키는 여러 요인과 관련이 있습니다.

미생물군의 부재는 쥐의 뼈 질량 변화와 관련이 있습니다.[124] 에스트로겐 결핍 단독으로는 무균 쥐에게 뼈 손실을 초래하지 않습니다.[125] 프로바이오틱스가 때로 뼈 손실을 예방합니다. 염증성 장질환은 미생물군계와 연관이 있으며, 뼈가 약해지는 골감소증을 유발한다고 알려졌습니다.[126]

염증성 장질환 환자는 일반인보다 골다공증과 골감소증에 걸릴 위험이 큽니다. 골절될 위험은 염증성 장질환 환자에서 40% 더 높습니다.[127]

천식과 **알레르기**도 역시 미생물군계와 관련이 있다고 여겨지는 염증성 질환입니다. 알레르기 질환은 지난 수십 년간 꾸준히 증가했습니다. 일단 무균 상태로 간주되는 폐는 자체적인 미생물군계를 가진 것으로 보입니다. 방선균류, 의간균류, 후벽균류, 프로테오박테리아 같은 다양한 세균을 건강한 피험자에게서 발견했습니다. 장과 폐 점막은 면역 기능을 공유하는 하나의 기관으로서 기능한다고 봅니다.[128]

우울증에 관한 연구에서 장염을 일으키는 미생물이 우울증에도 역할을 하는 것을 발견했습니다. 베이징대학교 연구 결과에 따르면, 과민대장증후군, 설사, 우울증 환자는 대변 미생물군에서 변화가 유사하게 나타났습니다.[129] 우울증과 과민대장증후군을 동시에 앓는 실험군의 대변 검체는 건강한 대조군에 비해 다양성이 떨어졌습니다. 하지만 과민대장증후군을 앓고 있고 설사를 한다면 누구라도 당연히 우울하지 않을까요? 그럼에도 우울하지 않다면 그 이유도 궁금해지지 않나요?

우울증depression **증상**

- 집중력 저하
- 의사 결정이 어려움
- 분노 조절 장애
- 감정: 죄책감, 무가치함, 무력감, 비관, 절망감
- 급·만성 통증
- 세부 사항을 기억하기 어려움
- 피로
- 과식 및 식욕 부진
- 자살 충동

- 수면 문제: 불면증, 평소보다 이른 기상, 늘어난 수면 시간, 불안감
- 한때 즐거웠던 것에 관한 관심의 상실: 섹스, 취미, 운동
- 치료에도 호전되지 않는 소화기 질환

과학자들은 여러분이 우울에서 벗어나려면 사람을 한 대 때려도 된다는 사실을 발견했습니다. 영국 사우스엔드대학교의 연구자들은 1,000명이 넘는 사람들의 뺨을 때렸고, 이 중 75%가 우울증 증상이 개선됐다고 보고했습니다. 속았죠? 이건 방금 내가 꾸며낸 이야기입니다. 우린 회의론자가 되어야 합니다. 영국에는 사우스엔드대학교가 없습니다. 사우스엔드는 대학교가 없는 영국의 주요 도시입니다. 하지만 만약 사우스엔드대학교가 있다면 지금 아마도 매우 진지하게 대변 이식 연구를 할 수 있을 것입니다. 항상 자료에 의문을 제기합시다!

《네이처 마이크로바이올로지Nature Microbiology》에서 나온 「삶의 질과 우울증에 영향을 미치는 인간 장내 미생물군계의 신경활성 가능성」이라는 논문에서 정신 건강과 양의 상관관계나 음의 상관관계가 있는 특정한 미생물 집단을 발표했습니다. 벨기에 연구 팀은 우울증 환자가 항우울제를 복용해도, 코프로코커스와 디알리스터의 일부 종이 지속해서 감소한다는 것을 발견했습니다.[130] 페칼리박테리움과 다른 코프로코커스 종이 있으면 삶의 질 지표가 더 나아진다

는 일관된 연관성을 보였습니다.

　인간의 신경전달물질, 뇌 활동 그리고 미생물군계를 연관시킨 연구는 드뭅니다. 대부분 동물을 대상으로 연구를 진행했습니다. 동물은 인간만큼 의사소통에 능숙하지 않아서, 우울증을 조사할 때 "이것이 어떤 느낌이 들게 했나요?"라고 묻는 고전적인 방법으로 접근하기 어렵습니다. 하지만 우리는 장뇌축이 존재한다는 사실을 알고 있습니다. 기분장애와 정신질환을 장내 미생물군계의 변화로 개선하는 방법을 알아내는 것은 이제 시간 문제일 뿐입니다.

　자세한 내용을 보려면 다음 정보를 검색합시다.

"Anxiety, Depression, and the Microbiome: A Role for Gut Peptides" by Lach, Schellekens, Dinan, and Cryan, 2018: "우리는 미생물군계와 내장 호르몬, 내분비 펩타이드 간에 일어나는 잠재적인 상호작용을 요약한다. 여기에는 신경펩타이드 Y, 펩타이드 YY, 췌장 폴리펩타이드, 콜레시스토키닌, 글루카곤 유사 펩타이드, 부신피질자극호르몬 방출 인자, 옥시토신 그리고 미생물군계에서 뇌로 신호를 보내는 그렐린 등이 있다. 내장 펩타이드는 건강 및 스트레스와 관련된 정신질환에서 미생물군계, 장, 뇌로 이어지는 신호 전달에 중요한 조절 기능을 한다."

암을 예방하는 미생물

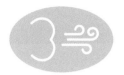

암은 힘들다.
말하고는 있지만 그 단어를 말하기조차 힘들다.
푸에르토리코 가수, 작곡가 겸 배우, 루이스 폰시

미국에서 암은 두 번째 주요 사망 원인입니다. 세계보건기구에 따르면 조사 대상 172개국 중 91개국에서 70세까지 가장 흔한 사망 원인 1위 또는 2위가 암입니다.

앞 장에서 언급했듯이, 암은 만성 염증과 자극물 때문에 생긴 결과입니다.[131] 여러 연구는 전 세계 암의 약 15%가 미생물 감염과 관련되어 있다고 추정합니다.[132] 위암을 일으키는 헬리코박터 파일로리가 한 예입니다. 또한 인유두종바이러스가 자궁경부암으로 이어지듯이, 암이 바이러스 감염에 따른 결과일 수 있다는 사실도 압니다.

암과 염증의 퍼즐에는 또 다른 조각이 있습니다. 비스테로이드항

염증제를 복용하면 가족성샘종폴립증FAP을 앓는 사람의 종양을 억제한다고 밝혀졌습니다. 가족성샘종폴립증은 유전병이며, 이 질환이 대장암과 직장암으로 진행한다는 특징이 있습니다.

만성 염증이나 자극, 감염이 세포 사멸로 이어지면 몸은 스스로 회복할 방법을 찾습니다. 몸은 초기 단계의 종양을 치유해야 할 상처처럼 취급합니다. 면역 체계는 유전자 돌연변이처럼 일이 잘못됐을 때 이를 바로잡으려고 시도합니다. 하지만 병변은 스스로 유전자 경로를 다시 프로그래밍합니다. 그렇게 되면 치유 과정은 폭주하는 기차처럼 통제 불능의 속도로 진행됩니다. 결국 너무 많은 세포를 생성하고, 종양이 증식합니다. 암이 후기 단계로 넘어가면 종양이 기차 운전대를 잡은 것마냥 더 많은 염증을 일으킵니다.[133]

수년 동안 연구자들은 염증이 암을 유발할지 결정하는 신호 전달 과정에서 미생물군이 특정 역할을 한다고 추정했습니다. 많은 미생물은 바이러스와 세균을 감지하는 '패턴 인식 수용체'를 가집니다.[134] 즉, 특정 미생물은 그들의 환경에서 세균과 바이러스를 인식합니다.

한 연구는 쥐와 사람 모두에서 암성 췌장이 정상 췌장에 비해 뚜렷하게 과다한 미생물군계를 가지며, 장보다 암성 췌장에서 특정 세균이 증가한다는 것을 발견했습니다.[135] 실제로 프로테오박테리아

Familial Adenomatous Polyposis

는 췌관선암 환자의 장내 세균 중 10% 미만을 차지하지만, 암성 췌장에서는 50%까지 증가했습니다. 또한 연구자들은 쥐에게 항생제를 사용하면 질병 진행이 멈추고, 세균이 다시 유입하면 종양 성장을 가속화한다는 사실도 발견했습니다.

연구자들은 또한 아커만시아 뮤시니필라 균의 존재가 일부 암 환자에게 면역요법을 적용했을 때 치료에 대한 반응을 증가시킨다는 것을 발견했습니다.[136] 면역요법이란 암과 싸우는 신체의 자연스러운 방어를 강화하는 생물학적 치료를 말합니다. 또 다른 연구자들은 면역치료제 PD-1 약물에 순조롭게 반응한 환자들이 '좋은' 세균을 더 많이 가지고 있는 것을 발견했습니다.[137]

PD-1은 신체의 면역 반응을 조절하는 T세포(면역세포의 일종)에서 발견되는 단백질입니다. PD-1은 PD-L1이라는 다른 단백질과 결합해서, T세포가 암세포를 포함한 다른 세포를 죽이는 것을 방해합니다. 면역 관문 억제제ICIs라고 불리는 일부 항암제는 PD-1을 차단하기 위해 사용합니다.

일부 연구자들은 이전의 페니실린 치료법 때문에 식도암, 위암, 췌장암의 발생 위험이 증가했다는 것을 발견했습니다.[138] 페니실린을

•• PD는 프로그램 된 세포 사멸(programmed cell death)의 약어입니다.
••• Immune Checkpoint Inhibitors

사용하면서 폐암에 걸릴 위험도 증가했습니다. 그런데 연구자들은 항바이러스제 및 항진균제 사용과 암 위험 사이에 어떠한 연관성도 발견하지 못했습니다.

이 모든 것은 우리의 미생물군계가 염증과 질병에 관여한다는 사실과 염증을 줄여야 질병을 예방하는 첫 단계가 된다는 통찰의 실마리를 제공합니다. 결국 미생물군계를 보호해야만 염증을 예방하는 첫걸음이 될 것입니다.

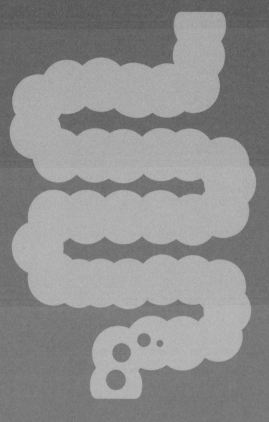

3부

대변 이식에 대한 모든 것

피해야 할 음식

똑똑한 사람은 실수를 한 뒤 이를 통해 배우며
다시는 그런 실수를 하지 않는다.
하지만 현명한 사람은 똑똑한 사람에게서 실수를 피하는 방법을 배운다.
로이 H. 윌리엄스

건강한 음식 목록은 개인에 따라 판이하게 다릅니다. 모든 사람이
서로 다르기 때문에 누구에게나 적용할 수 있는 건강한 식단은 없
습니다. 하지만 지속해서 복통을 일으키거나 건강에 확실히 안 좋은
몇몇 음식이 있습니다. 언젠가 음식이 어떻게 미생물군계에 궁극적
으로 영향을 미치는지 그리고 왜 어떤 이는 다른 이보다 특정 음식
을 더 잘 견딜 수 있는지 알게 될 것입니다.

  옥수수는 저의 '먹지 말자' 목록에 있습니다. 이 책에서 「방귀를 부
르는 음식」을 읽었다면 옥수수를 어떤 형태로든 소화하지 못하고,
유전자는 과도하게 변형되었으며, 옥수수에 영양가가 없다는 사실
을 알 것입니다. 전자레인지 팝콘에는 발암물질이 있고, 튀긴 옥수
수는 일반적으로 소화관 내벽을 자극합니다.

생샐러드와 **생채소**는 소화가 느린 40세 이상의 사람들이 피해야할 또 다른 음식입니다. 상추와 생시금치를 소화하려면 에너지가 많이 들고, 병원균 때문에 식중독에 걸릴 확률이 높습니다. 생채소는 장에 너무 오래 있기 때문에 미생물을 많이 끌어들여서 세균이 과다하게 성장할 가능성이 있습니다. 이를 소장세균 과증식이라고 합니다. 생으로 먹는 것이 모두에게 적합하지는 않습니다. 특히 아스파라거스, 셀러리, 애호박, 브로콜리, 잎이 많은 녹색 채소, 뿌리채소처럼 불용성 섬유질이 많은 생채소를 피해야 합니다. 요리가 핵심이죠. 뭐든 찌거나 구우면 됩니다.

식중독food poisoning의 증상

- 메스꺼움
- 설사: 물설사 또는 피설사
- 발열
- 구토
- 장 경련

담배와 **시가**를 피우는 것은 속쓰림과 소화불량의 원인입니다. 담배는 침 생성을 억제해서 음식물 분해를 방해합니다. 이 때문에 흡연자들은 잇몸 질환에 걸릴 가능성이 더 큽니다.

위산역류, 속쓰림, 위식도역류질환으로 고통받는 사람들은 초콜릿, 카페인, 알코올을 피해야 합니다. **초콜릿**은 장세포가 세로토닌을 분비하도록 만듭니다. 이 호르몬은 식도 괄약근을 이완시켜 위 속

내용물을 역류하게 합니다. 초콜릿은 카페인과 테오브로민도 함유해서 증상을 악화시킵니다. 어떤 사람들은 커피나 차에 들어 있는 산을 견디지 못합니다. 카페인이 든 음식을 먹으면 중요한 영양소를 흡수하지 못할 정도로 장의 운동성이 증가합니다. 소량의 알코올도 산을 과다하게 생성해서 위를 자극하고, 결국 위염을 일으킵니다.

기름진 음식과 패스트푸드를 포함한 튀긴 음식도 하부 식도 괄약근이 닫히는 것을 막기 때문에 위산역류를 유발합니다. 일반적으로 기름진 음식을 소화하는 데 더 오래 걸립니다. 그러면 위장을 더 천천히 비우게 되고, 이 역시 속쓰림을 유발합니다.

페퍼민트는 양날의 검입니다. 어떤 사람에게는 페퍼민트 차가 소화불량이나 가스를 진정하는 해결책입니다. 다른 사람에게는 페퍼민트가 속을 쓰리게 하거나 위식도역류질환을 유발합니다. 페퍼민트가 하부 식도 괄약근의 압력을 낮춰서 역류성 소화불량을 일으키기 때문입니다.

토마토, 토마토 소스, 케첩, 마리나라 소스, 토마토 수프는 모두 상당량의 산이 있어서 이러한 음식을 먹으면 위식도역류질환을 악화시킵니다. 게실염이 있는 사람들은 씨앗류에 민감하다고 알려져 있습니다. 그러나 토마토는 리코펜(항산화제)도 함유하므로, 생토마토를 포함해 어떤 형태의 토마토를 먹어도 견딜 수 있다면 마음껏 드시길 바랍니다.

매운 음식은 여러 사람에게 골칫거리입니다. 여기에는 흔히 캡사이신이라고 불리는 화합물이 들어 있습니다. 캡사이신은 좋기도 하고 나쁘기도 합니다. 소염제로서 관절염에 좋지만, 속쓰림, 소화불량, 심지어 설사를 일으킬 수 있습니다. 좋고 나쁘지는 캡사이신의 양에 따라 결정됩니다. 현실을 직시합시다. 모든 핫소스가 똑같이 만들어지는 것은 아닙니다. 만일 핫소스 병을 열 때 눈물이 나거나 피부가 따끔거린다면, 불쌍한 장 조직의 수고를 덜어줍시다. 매운맛이 신혼여행처럼 즐거웠어도 배변은 이혼처럼 고통스러울 수 있습니다.

식중독을 일으킨다고 알려진 세균

이름	잠복기	주의할 음식이나 요리
캄필로박터	2~5일	육류와 가금류, 저온 살균하지 않은 우유, 오염된 물
클로스트리듐 보툴리눔 *Clostridium botulinum*	12~72시간	잘못 보관된 통조림 식품, 절인 생선이나 훈제 생선, 알루미늄포일로 감싸서 조리한 감자, 따뜻한 온도에서 장기 보관한 식품
클로스트리듐 퍼프린젠스	8~16시간	충분히 뜨겁게 유지하지 않거나 너무 천천히 냉각한 고기, 스튜, 그레이비

이름	잠복기	주의할 음식이나 요리
대장균 O157:H7	1~8일	소의 대변으로 오염된 덜 익힌 쇠고기. 다른 원인으로는 저온 살균하지 않은 우유, 사과 사이다, 알팔파 새싹 및 물이 있습니다.
지아디아 람블편모충 *Giardia lamblia*	1~2주	생농산물, 오염된 물, 감염된 식품 취급자
A형 간염	2~7주	생농산물, 조개류, 감염된 식품 취급자
리스테리아	9~48시간	생농산물, 가공육, 저온 살균하지 않은 우유와 치즈, 오염된 토양과 물
노로바이러스	12~48시간	생농산물, 오염된 물에서 난 조개류, 감염된 식품 취급자
로타바이러스 *Rotavirus*	1~3일	생농산물, 감염된 식품 취급자
살모넬라	1~3일	육류, 가금류, 우유 또는 달걀노른자. 부적절한 요리에서 살아남습니다. 식기와 손에 살 수 있습니다.
이질균	24~48시간	해산물, 생농산물, 감염된 식품 취급자
황색포도상구균	1~6일	고기와 오래된 샐러드, 크림 소스 및 크림으로 채워진 페이스트리. 피부에 삽니다. 손 접촉이나 기침, 재채기로 옮깁니다.

똥이 약이다

이름	잠복기	주의할 음식이나 요리
비브리오 패혈증균 *Vibrio vulnificus*	1~7일	생굴과 덜 익힌 굴, 홍합, 조개, 가리비

음식으로 드는 적금

식단은 은행 계좌와 같다.
좋은 음식을 선택하는 것은 좋은 투자와 같다.
베서니 프랭클

혀에서 엉덩이까지 통과하는 여행을 하기에 딱 좋은 음식이 몇 가지 있습니다. 이 음식 중 몇몇은 고양이만큼 보기 흔하지만, 일부는 이국적입니다. 제가 좋아하는 음식들을 언급하지 않으면 나중에 후회할 듯합니다.

고구마

알록달록한 뿌리와 덩이줄기(비트, 당근, 고구마, 강황, 얌)는 우리의 친구입니다. 저는 특히 고구마를 좋아합니다. 하지만 고구마와 이것의 창백한 동생 같은 얌을 혼동하진 맙시다. 고구마는 전채 요리에서 본 요리, 디저트에 이르기까지 다양한 종류의 요리에 쓰입니다. 놀라울 정도로 다재다능한 채소죠. 저는 캐서롤을 만들 때 고구마, 사과 그리고 견과류를 섞어서 맛을 냅니다. 고구마는 가스를 적게 생산합니다. 고구마에는 섬유질, 비타민A, 비타민B$_6$ 그리고 포타슘(칼륨)이 풍부합니다.

얌 vs. 고구마

얌은 거칠고 어두운 색의 껍질을 가지고 있습니다. 얌은 퍼석퍼석해서, 요리할 때 기름, 크림 또는 버터가 많이 필요합니다. 얌은 고구마보다 전분 함량이 더 높습니다. 고구마는 원체 달아서 맛있게 요리하려고 할 때 재료를 많이 필요로 하지 않습니다. 또 고구마는 얌보다 칼로리가 더 낮습니다.

시금치

시금치는 다양한 비타민과 미네랄의 아주 좋은 공급원입니다. 저도 알고, 여러분도 알고, 뽀빠이도 압니다. 하지만 시금치에는 섬유질이 매우 적습니다. 다시 말해, 시금치를 날로 먹으면 몸이 더 많은 가스를 축적한다는 의미입니다.

저는 신선한 시금치 샐러드를 좋아해도 적당히 먹습니다. 생시금치에는 비타민A가 풍부하지만, 시금치를 익혀 먹으면 비타민A, 비타민E, 단백질, 섬유질, 아연, 티아민, 칼슘, 철분 등을 더 잘 흡수합니다. 또한 베타카로틴, 루테인, 제아잔틴과 같은 중요한 카로티노이드를 더 잘 흡수합니다.

시금치를 올리브유, 마늘과 함께 볶은 다음, 살짝 소금을 뿌려 간단한 밑반찬으로 먹을 수 있습니다. 익혀 먹고 싶다면 시금치를 끓는 물에 넣어 약 1분 후에 건져냅시다. 어떤 사람은 파마산 치즈를 뿌리기도 하고, 또 어떤 사람은 레몬즙을 뿌리기를 추천합니다.

달콤한 웨지 고구마

고구마 껍질을 물로 깨끗이 닦아냅니다. 고구마를 쐐기 모양으로 자릅니다. 얕은 프라이팬 위에 고구마를 놓으세요. 소금, 후추, 고춧가루, 올리브 오일을 뿌려주세요. 200℃에서 20~25분간 조리하세요.

---

* 항산화작용 —옮긴이
** 청색광을 흡수해 눈을 보호하고 시력 감퇴를 예방 —옮긴이
*** 노화에 따른 시력 감퇴와 백내장의 위험을 낮추는 작용 —옮긴이

똥이 약이다

간단한 시금치 캐서롤

• 버터 5큰술, 올리브유 3큰술, 다진 마늘 2~3개, 소금 3/4작은 술, 이탈리안 양념 1큰술, 파마산 치즈 1큰술

오븐을 200℃로 예열합니다. 냄비에 물 5컵을 넣어 끓입니다. 냄비에 시금치를 넣고, 뚜껑을 덮은 지 1분 후 또는 시금치가 시들해졌을 때 건져냅니다. 시금치의 물기를 뺍니다. 프라이팬에 버터와 기름을 올리고 중약불로 가열합니다. 마늘, 이탈리안 양념과 소금을 넣고, 마늘이 부드러워 질 때까지 1~2분간 저으세요. 기름을 바른 오븐팬에 시금치를 펴서 올리세요. 녹인 버터와 치즈를 위에 뿌립니다. 치즈가 살짝 갈색으로 변할 때까지 10~15분 동안 굽습니다. 이때 뚜껑을 덮지 않은 채로 구워야 합니다.

비트

비트 잎은 오랫동안 먹어왔지만, 비트 뿌리는 1800년대에 프랑스 요리사들이 자주 사용하고 나서야 별미로 여겼습니다. 비트는 바삭바삭하고 만족스러운 식감을 지닐 뿐만 아니라 소변을 멋진 붉은색으로 물들입니다. 비트를 생으로 먹거나 찌고, 삶고, 굽고, 살짝 기름

에 볶거나 절여서 먹을 수 있습니다. 비트로 만들 수 있는 요리 목록이 여러분의 내장 길이보다 깁니다. 호주에서는 햄버거와 함께 절인 비트를 내옵니다. 비트를 먹으면 소화가 잘되고 가스를 적게 생성합니다. 비트에는 엽산이 많이 있습니다. 익힌 비트는 비타민C와 .리보플라빈의 좋은 공급원입니다. 연구에 따르면 비트 같은 채소에 들어있는 질산염은 혈압을 낮추고, 운동 능력을 높인다고 합니다.

비트 속 식물성 영양소는 열을 가하면 감소하기 때문에 15분 동안 또는 안이 살짝 단단하게 느껴질 정도로만 쪄서 먹는 것을 추천합니다. 또 비트는 건강에도 좋고 맛있는 메인 요리로 낼 수 있습니다. 고구마, 당근, 회향과 함께 마늘과 올리브유에 볶거나 구워서 요리할 수 있습니다. 백리향도 살짝 뿌려서 맛의 균형을 잡읍시다.

조리하면 좋은 점

- 토마토의 리코펜lycopene 생체 이용률을 증가시킵니다.
- 고구마, 토마토, 당근 및 시금치의 베타카로틴 생체 이용률을 증가시킵니다.
- 옥살산염oxalate을 감소시켜서 철 및 기타 미네랄을 더 잘 흡수합니다.

구운 비트 샐러드

• 파프리카 가루 1/2작은술, 소금 1/4작은술, 후추, 쿠민 1/2작
은술, 중간 크기 비트 4개, 올리브유 2큰술, 레몬즙, 오렌지
즙, 발사믹 식초 1/2작은술, 다진 마늘 1작은술, 다진 고수 3작
은술

비트를 물에 씻고, 오븐팬 위에 놓습니다. 오븐에서 350℃ 온도
로 1시간 동안 또는 포크로 찔렀을 때 부드럽게 들어갈 때까지
구우세요. 비트를 식혀서 껍질을 벗긴 후에 한입 크기로 썰어주
세요. 비네그레트 드레싱을 만들 경우, 비트 하나에 레몬즙과 오
렌지즙, 발사믹 식초, 마늘, 쿠민, 파프리카 가루, 올리브유, 소금,
후추를 넣고 끓입니다. 이 과정은 요리하기 전날에 할 수 있습니
다. 음식을 내기 전에 비네그레트 드레싱과 함께 비트를 섞습니
다. 완성된 비트 샐러드 위에 신선한 고수를 뿌려서 장식하세요.

당근

벅스 버니가 당근을 우적우적 씹어 먹으면 눈병을 예방하는 것 말고도 많은 일이 생겼습니다. 여러분이 준비하는 어떤 요리에든 이 뿌리채소를 넣으면 색을 약간 더해줄 뿐 아니라, 건강상 수많은 이점도 생깁니다. 저는 케이크와 머핀에 당근을 넣는 요리법을 좋아합니다. 기존 요리법과는 조금 다르지만, 당근은 어떤 요리에서든 독특하고 달콤한 맛을 더해줍니다. 당근은 섬유질의 좋은 공급원이며, 가스를 적게 생산합니다. 《사이언티픽 아메리칸Scientific American》에는 「진실 혹은 거짓: 생채소가 익힌 채소보다 건강에 좋다Fact or Fiction: Raw Veggies are Healthier than Cooked Ones」라고 나와 있습니다. 하지만 익힌 당근은 생당근보다 베타카로틴을 더 많이 함유한다는 연구 결과가 있습니다. 베타카로틴은 몸에서 비타민A로 전환됩니다. 당근을 구울 때 올리브유 두 숟갈을 살짝 두르고 마늘, 오레가노, 바질, 파슬리, 백리향, 소금, 후추를 뿌려봅시다. 당근을 포크로 찔렀을 때 쑥 들어갈 때까지 190℃에서 조리하면 됩니다.

● 미국 애니메이션 〈루니 툰〉에 나오는, 당근을 먹는 토끼 캐릭터 —옮긴이

당근 해치우기

올리브유, 마늘, 파마산 치즈, 빵 부스러기, 소금, 후추를 섞으세요. 모든 재료를 잘게 자른 당근과 함께 버무리세요. 이렇게 만든 반죽을 오븐팬에 넓게 펴서 바르고, 200℃에서 20∼25분간 혹은 부드러워질 때까지 구우세요. 주걱으로 가운데를 갈라보면 잘 구워졌는지 알 수 있습니다.

아티초크

두꺼운 짙은 녹색 잎으로 촘촘히 쌓여 있는 아티초크를 찾아봅시다. 아마 이 맛있는 채소를 홀렌다이즈 소스와 곁들여 먹는 방법을 떠올리겠지만, 이보다 훨씬 건강한 요리법도 있습니다. 아티초크의 펄프 같은 비늘을 벗긴 후에 식물의 부드러운 '심장'을 소스나 파스타 요리, 피자, 샐러드에 추가하면 견과류 같은 맛을 낼 수 있습니다. 이 채소에는 섬유질, 비타민C와 엽산이 풍부합니다. 하지만 이 채소는 악명 높은 가스 생산자이기도 합니다. 틴더로 만난 상대와 처음 데이트할 때 먹을 요리로는 별로입니다. (정말로 마음에 들지 않았던 상

대가 아니라면요.) 아티초크를 반으로 쪼갠 다음에 10~12분 동안 끓이는 요리도 있고, 마늘, 파슬리, 올리브유를 곁들여 구워서 멋진 반찬으로 삼을 수도 있습니다.

양배추

양배추를 음식뿐만 아니라 약초로도 오랫동안 사용했습니다. 실제로 중국 만리장성을 건설한 일꾼들은 힘들게 노동하면서 건강을 유지하려고 양배추를 먹었습니다. 양배추가 건강에 좋은 여러 이유가 있습니다. 양배추에는 비타민K와 안토시아닌이 풍부합니다. 그래서 양배추는 정신 건강에 좋은 영향을 미치고, 신경 손상을 예방하며, 알츠하이머병과 치매에 대한 방어력을 높입니다. 양배추는 열량이 낮은 데다 섬유질이 풍부하므로 체중 감량에 좋고, 몸이 산성화되었을 때 균형을 잡아줍니다. 양배추는 위궤양과 속쓰림도 치료합니다. 양배추는 가벼운 설사에 약이 되기도 합니다. 양배추를 먹으면 몸 안에 쌓인 찌꺼기가 배출되고, 양배추 잎을 피부에 붙이면 부기가 빠집니다. 자연요법 지지자들은 양배추가 긴장, 염좌, 활액

• 　항산화작용을 합니다. —옮긴이

낭염, 멍, 유방울혈에 도움을 준다고 주장합니다. 프랑스와 영국에서 먹는 다양한 양배추 요리는 단란한 가정을 떠오르게 합니다. 프랑스 어로 '나의 작은 배추'를 의미하는 '몽 프티 슈mon petit chou'라는 문구는 아이를 애정을 담아 부를 때 사용하죠. **독일식 양배추 김치**는 건강에 아주 좋은 요리입니다. 요구르트보다 훨씬 더 많은 유산균을 함유합니다. 집에서도 양배추를 항아리에 넣어 발효해서 만들 수 있습니다.

집에서 만드는 **독일식 양배추 김치**sauerkraut

조각낸 양배추와 소금을 섞어서 항아리에 담으세요. 메이슨 병이 적은 양을 넣기에 적당합니다. 양배추는 자체적으로 액체를 방출해서 염수를 만듭니다. 며칠 또는 몇 주 동안 이 액체에 담가놓으면 양배추가 천천히 발효됩니다. 그러면 아삭하고 신맛이 나는 독일식 양배추 김치가 완성됩니다.

●● 식품 저장용 유리 용기 —♡옮긴이

3 대변 이식에 대한 모든 것

회향

　감초 맛이 나는 회향 씨앗을 아마 먹어본 적이 있을 것입니다. 하지만 회향에서 가장 영양가가 높은 부분은 동그란 부위입니다. 여기에는 철분, 섬유질, 포타슘(칼륨)이 풍부하고, 비타민C 1일 요구량의 20%를 포함합니다. 지중해 지역이 원산지며, 미국 시장의 회향은 대부분 캘리포니아에서 재배됩니다. 피렌체 회향은 셀러리와 비슷하고, 작고 무거우며 균열이 없는 전구 모양 줄기를 주로 사용합니다. 회향을 불이나 석쇠에 굽거나 기름에 살짝 볶아 요리합니다. 회향은 장내 가스를 줄이는 데도 탁월하다는 점을 기억합시다.

회향을 곁들인 생선 요리

- 으깬 회향 씨앗 1작은술, 버터 1/4컵, 다진 샬롯 2큰술, 다진 회향 잎 2큰술, 회향 뿌리 1개, 연어 살코기 200그램, 아니스anise 맛, 리큐어 2큰술

프라이팬에 으깬 회향 씨앗을 넣고 향이 날 때까지 약 1분 30초 정도 중불에서 저어줍니다. 작은 그릇에 옮겨둡니다. 버터, 다진 샬롯, 회향 잎 1큰술을 넣고 소금과 후추로 간을 합니다. 프라이

- 　회향의 재배종 —옮긴이
- ・・　양파 1/4 정도로 작고 강한 단맛이 특징 —옮긴이

팬에 버터 1큰술을 넣고 중불에서 녹입니다. 얇게 썬 회향 뿌리 덩어리와 물 1/4컵을 추가합니다. 뚜껑을 덮고 바삭바삭해질 때까지 약 8~10분간 요리하세요. 회향이 갈색으로 변하기 시작하면 뚜껑을 열어서 볶습니다. 볶은 회향을 접시로 옮깁니다.

프라이팬에 소금과 후추, 버터 1큰술을 중불에서 녹입니다. 연어를 넣고 뚜껑을 덮은 다음에 5분간 구우세요. 연어를 뒤집고 프라이팬에 물 1/4컵을 추가합니다. 뚜껑을 덮고 연어의 가운데가 불투명해질 때까지 5분간 조리합니다. 연어를 프라이팬 가장자리로 옮기고, 접시에 있던 회향을 프라이팬 위로 올립니다. 버터 2작은술, 리큐어를 넣으세요. 섞어가며 가열하세요.

요구르트

요구르트는 발효 식품이므로 장에 좋습니다. 미국 요구르트협회NYA의 생균 라벨을 확인해서 요구르트 값을 치른 만큼 확실히 세균을 얻었는지 확인합시다. 항상 설탕이 첨가되지 않은 저지방 요구르트를 골라야 합니다. 요구르트는 칼슘, 단백질, 비타민B_{12}, 인, 리보플라빈(비타민B_2), 칼륨의 좋은 공급원입니다. 그릭 요구르트는 일반 요구르트보다 단백질을 2배 이상 함유합니다.

발효 레몬

모로코 레몬청은 간식입니다. 레몬청의 시고 짭짤한 맛은 발효되어서 복잡하고 독특한 맛을 냅니다. 여기에 생선이나 닭고기, 가스불이나 오븐에 구운 채소를 곁들여 먹으면 맛있습니다. 레몬이 발효되면 껍질이 부드러워지고 맛도 좋아집니다. 발효 레몬은 장에서 세균이 과도하게 자라는 사람에게 좋고, 장을 깨끗하게 청소해 줍니다.

발효 레몬

유기농 레몬 5개의 양쪽 끝부분을 잘라냅니다. 그 후에 남은 레몬 몸통의 1/4 정도가 붙어 있을 만큼 세로로 4등분합니다. 500밀리리터 유리병에 소금 1작은술을 넣습니다. 4등분한 레몬 안에 소금 1작은술을 더 뿌리고, 레몬을 병에 채운 뒤 으깨세요. 소금 1작은술을 더 넣으세요. 병이 가득 찰 때까지 반복하고 되도록 병을 가득 채웁니다. 레몬을 으깨서 병의 절반까지 레몬즙으로 채우세요. 끓여서 식힌 물을 병이 가득 찰 때까지 부으세요. 뚜껑을 닫아서 3일 동안 상온에 두고, 하루에 여러 번 위아래로 뒤집으세요. 3일 후에 병을 냉장고에 넣고, 3주 동안 두었다가 드실 수 있습니다. 유리병을 냉장고에 보관하시고, 안에 있는 과육은 버리세요. 레몬 껍질에 남아 있는 소금기를 물에 깨끗이 씻어서 드세요.

히카마

이 노란 덩이줄기를 멕시코 순무라고도 부릅니다. 안쪽은 상앗빛이고, 생감자나 배와 비슷한 식감입니다. 달콤하고 녹말 맛이 납니다. 주로 생으로 먹거나, 때로는 소금, 파프리카, 레몬 또는 라임과 함께 먹기도 합니다. 얇게 썰어서 살사 소스에 찍어 먹을 수도 있습니다. 수프로 만들거나 볶음 요리로도 먹습니다.

케피어

사람들은 산유를 즐깁니다. 산유는 냉장 보관하지 않고 발효해서 천연 세균이 풍부한 우유를 말합니다. 요즘은 효모와 세균으로 만들고 신맛이 나는 발효유 음료를 선호합니다. 케피어는 프로바이오틱스뿐만 아니라 유익한 효모를 가집니다. 케피어라는 이름은 '좋은 감정'을 의미하는 튀르키예어 'keyif'에서 유래했습니다. 케피어는 헬리코박터 파일로리 수치를 감소한다고 알려졌습니다. 신선한 우유 네 잔에 활성 케피어 알갱이(케피어 스타터)를 넣으면 집에서도 만들 수 있습니다. 잔을 커피 필터로 덮은 다음 고무줄이나 병마개로 고정하면 됩니다. 그런 다음 20~29.4℃의 따뜻한 곳에 두고 배양합니다. 또 케피어는 클로스트리듐 디피실리균 감염을 호전시킨다고 밝혀졌습니다.[139]

마누카 꿀

마누카 꿀은 뉴질랜드와 호주가 원산지입니다. 이 꿀은 마누카 덤불*Leptosper-mum scoparium*을 수분하는 벌에 의해 생산됩니다. 마누카 꿀에는 강력한 항바이러스, 항염증, 항균 성분으로 여겨지는 메틸글리옥살Methylglyoxal이라는 화합물이 풍부합니다. 2007년 미국 식품의약국은 상처 치료에 이 제품을 사용할 수 있도록 승인했습니다. 또한 치은염, 인후통, 위궤양, 과민대장증후군, 여드름, 심지어 낭성섬유증 증상까지 치료한다고 증명되었습니다. 마누카 꿀이 클로스트리듐 디피실리균을 성공적으로 줄인다는 보고가 있습니다.[140]

낫토

낫토는 콩으로 만든 일본 전통 음식이며, 고초균*Bacillus subtilis*을 이용해서 발효됩니다. 독특한 맛과 식감, 냄새를 내며 약간 끈적끈적합니다. 낫토에 익숙해지려면 시간이 좀 걸립니다. 쌀, 간장 또는 멘쓰유 소스(청주, 미림, 국간장, 김, 가쓰오부시), 고추냉이, 파와 함께 먹습니다.

견과류

견과류에는 영양가가 풍부합니다. 혼합 견과류 1인분에는 1일 권장 비타민E 섭취량의 12%, 마그네슘 섭취량의 16%, 인 섭취량의 13%, 구리 섭취량의 23%, 망간 섭취량의 23%, 셀레늄 섭취량의 56%가 들어 있습니다. 생각날 때마다 말리거나 구운 견과류를 집어 듭시다. 견과류를 너무 높은 온도나 불안정한 기름에서 구우면 다불포화 지방(좋은 지방)을 손상시키고, 독성이 매우 강한 발암물질인 아크릴아미드가 생성됩니다. 씹고 씹고 또 씹어야 합니다. 게실증이 있는 사람에게는 견과류가 좋지 않다는 것을 기억해야 합니다. 연구는 끊임없이 계속되며 우리가 믿는 것에 영향을 줍니다.

치즈

모든 치즈가 똑같이 만들어지지는 않았습니다. 어떤 사람들은 높은 지방 함량 때문에 치즈를 피하지만, 치즈는 건강에 좋습니다. 치즈는 단백질과 칼슘 그리고 몇몇 다른 영양소가 풍부합니다. 발효 치즈는 가공 치즈보다 건강에 훨씬 더 좋습니다. 이탈리아산 물소 또는 소의 젖으로 만든 모차렐라를 찾아봅시다. 모차렐라에는 락토바실러스 카제이*Lactobacillus casei*와 락토바실러스 퍼멘텀*Lactobacillus fermentum*이 들어 있습니다. 영국에서 유래한 인기 높은 체더치즈는 중간 정도로 단단합니다. 체더치즈에는 비타민K_2가 풍부합니다.

염소젖 치즈(셰브르chèvre-브리치즈 같습니다)는 소젖으로 만든 치즈보다 중간사슬지방산이 더 많습니다.

블루치즈는 푸른곰팡이 배양액으로 보존 처리한 소, 염소 또는 양의 젖으로 만듭니다. 페타치즈를 원래 그리스에서 만들었습니다. 페타치즈는 보통 양이나 염소의 젖으로 생산되며, 부드럽고 짠맛이 나는 하얀 치즈입니다. 양젖 페타치즈는 날카롭고 톡 쏘는 맛인 반면,

염소젖 페타치즈는 부드럽습니다. 페타치즈에는 소듐(나트륨) 함량이 높지만 일반적으로 다른 치즈보다 칼로리가 낮습니다.

김치

한국 요리의 주식인 김치는 소금에 절여 발효한 채소입니다. 가장 일반적으로 배추와 한국 무로 만들며, 고춧가루, 파, 마늘, 생강, 젓갈을 포함한 갖은 양념을 넣습니다. 한국인들은 김치를 매년 약 18킬로그램 먹습니다. 김치에는 유산균, 류코노스톡Leuconostoc 균, 바이셀라Weissella 균이 많이 들어 있습니다. 사람마다 필요한 세균이 서로 다르므로, 김치가 모든 이에게 맞지 않을 수도 있습니다. 적은 양으로 천천히 시작해서 여러분만의 독특한 미생물군계와 잘 맞는지 살펴봅시다.

대변 이식을 하는 방법

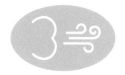

경구용 항생제를 도입한 초기에는 항생제가 장내 세균을 죽이기 때문에
환자가 설사하는 경우가 많았다. 나는 덴버 재향군인회 의료 센터의
외과 과장으로서, 세균의 부재를 해결하려고 단순하게 정상 유기체를
다시 도입하는 방법을 고려했다. 그때는 아이디어가 있으면
그냥 시도했던 시절이었다. 효과가 있는 것 같아서 기록으로 남겼다.
이것이 작은 돌풍을 일으켰다.

의학 박사, 벤 아이즈먼

대변 이식은 건강한 사람의 대변을 대장내시경, 관장, 비위관이나
비공장관, 캡슐, 내시경을 통해 환자의 대장에 이식하는 과정을 말
합니다.

지루해 죽을 것 같던 어릴 적 어느 날을 기억하나요? 그때 친구가
오면 낡아 보였던 것들이 다시 새로워집니다. 장난감은 완전히 다른
무언가가 되죠. 똑같은 옛날 만화를 봐도 신선한 매력이 생깁니다.
짓궂은 장난도 치지 않았나요? 대변 이식을 신나는 놀이라고 생각
해 봅시다.

이 과정은 새로운 세균을 장에 도입해서 우리 장의 세균 개체군을
재조직하고 개조합니다. 새로운 세균은 병원균을 줄여서 면역 체계
를 긍정적으로 자극합니다. 음식을 처리하고, 지방을 저장하거나, 에

너지를 만드는 미생물의 비율을 바꿀 수도 있습니다. 또한 쇠약해졌지만 중요한 대사 경로를 촉진할 수도 있습니다.

대변을 약으로 사용하는 것이 처음 있는 일은 아닙니다. 4세기 초 중국의 학자 게홍Ge Hong은 건강한 사람의 마르거나 발효된 대변으로 만든 국인 노란색 수프 조리법에 관해 썼습니다. 그 국을 마시면 치료 효과가 있었습니다. 이 원시적인 죽을 오늘날 인기 만점인 맛있는 노란색 사프란 채소수프로 착각해(비록 둘 다 치유 효과가 있다고는 하지만) 멋지고 신선한 고명을 찾진 맙시다.

16세기 중국의 한의사이자 과학자, 약학자, 약초 재배자, 침술사인 리 스전Li Shizhen은 발열, 설사, 구토 그리고 변비를 치료하려고 발효시킨 대변 용액을 사용했습니다.

한 세기 후, 수의사들은 말의 설사병을 치료하기 위해 대변 이식을 적용했습니다.

서양 의학에서 시행된 첫 번째 대변 이식은 1958년에 벤 아이즈먼Ben Eiseman과 동료들에 의해 이뤄졌습니다. 콜로라도의 한 외과 의사 팀은 관장을 통한 대변 이식을 이용해서 전격 위막성 대장염fulminant pseudomembranous colitis을 앓는 위독한 환자 4명을 치료했습니다. 결과적으로 빠른 회복을 가져왔습니다. 우리는 이제 클로스트리듐 디피실리균이 전격 위막성 대장염의 원인이라는 것을 압니다.

냉동 대변을 사용하면서부터 대변 이식에 중요한 발전이 있었습니다. 1998년에 스웨덴의 연구자들[141]은 클로스트리듐 디피실리균을 치료하기 위해 냉동 대변을 사용했습니다. 스톡홀름의 겨울 온도는 영하 15℃ 정도로 낮기 때문에, 얼어버린 대변은 아마도 자연스러웠을 것입니다. 그 이후로 전 세계 연구자 12명 이상이 클로스트리듐 디피실리균 감염 치료에 냉동 대변을 사용했습니다. 연구를 통해 균이 냉동 대변에서 최대 1년 동안 생존할 수 있다는 사실을 밝혀냈습니다. 대변 치료 요법을 고려하기 전에, 대변 이식을 전문으로 하는 소화기내과 전문의와 상담하기를 추천합니다.

비공장관nasojejunal tube은 부드럽고 가느다란 관입니다. 이것을 코를 통해 삽입해서 위를 지나 소장의 일부인 공장 끝부분에 관을 위치시킵니다.

상부 소화관 경로를 통한 대변 이식에는 위나 소장으로 이어지는 비관(코 안에 들어가는 고무관) 또는 경구용 캡슐을 사용합니다. 경구용 캡슐에는 동결건조한 대변이 들어 있습니다. 이 방법이 좀 더 신속하고 저렴합니다.

하부 소화관 경로를 통한 방식이 일반적입니다. 여기에는 대장내시경과 관장이 있습니다. 각 절차에는 유형에 따라 장단점이 있습니다. 의사들은 사용 가능한 방법, 환자의 요구나 자신의 전문 지식을 조합해서 가장 적합한 방법을 선택할 것입니다.

대장내시경은 다른 방식과 비교했을 때, 대장 전체를 관찰할 수 있습니다. 그래서 대변 이식에 가장 적합한 장소를 고를 수 있는 장점이 있습니다. 이식한 대변의 보존 상태가 더 좋다는 장점도 있습니다. 대장내시경 방식은 시술당 많은 양의 대변을 전달할 수 있으며, 지속해서 높은 성공률을 보입니다.

관장은 좀 더 쉽습니다. 관장을 통한 대변 이식은 병원이나 진료실에서도 할 수 있습니다. 그러나 새로운 세균이 가장 잘 안착하는 대장 부분에 도달하지 못할 수 있습니다. 그리고 괄약근 기능이 안 좋은 환자들은 관장약을 충분히 오래 유지할 수 없어서 '미생물생태계복원'에 성공하지 못할 수 있습니다.

미생물생태계복원은 미생물군계에 더 풍부하고 다양한 세균을 도입한 후, 새로운 환경에 이식된 세균이 번성하는 결과를 지칭하는 저만의 용어입니다.

2013년《미국소화기학회지American Journal of Gastroenterology》에서 실시한 검토와 메타 분석에서 대변 이식이 재발성 클로스트리듐 디피실리균 감염을 거의 90% 치료한다는 것을 입증했습니다. 대변 이식 직후 발열, 복부 팽만감, 메스꺼움, 구토, 복통, 변비와 같은 부작용이 보고되었습니다. 다른 더 심각한 고려 사항은 다음 장에서 논의할 것입니다.

이 글의 작성일인 현재, 미국 식품의약국은 재발성 클로스트리듐 디피실리균 감염 치료에 한해서 대변 이식을 승인했습니다. 다른 질병은 아직 허가 대상이 아닙니다. 하지만 이 사실이 혁신적인 기업가들을 멈추게 하지는 못했습니다. 구매해서 삼킬 수 있는 똥 캡슐이 있습니다. 온라인 설명문과 스스로 하는 관장에 관한 유튜브 동영상도 있습니다. 똥을 다른 여느 상품처럼 거래할 수 있습니다. 심지어 우수한 대변 공여자를 자처하는 사람들의 명단도 있습니다. 하지만 여러분이 국가 의료 체계에 대한 모든 희망을 아직 버리지 않았다면, 제 조언은 대변 이식(그리고 문신도)을 전문가에게 맡기라는 것입니다. 여러 이유로 아마추어나, 자기 손으로 직접 해보려는 사람들은 대변을 이식하는 데 실패할 가능성이 있습니다. 심지어 아이들끼리 만나서 놀 때도 어른의 감독이 필요한 법이니까요.

대변 미생물이 들어 있다고 주장하는 경구용 캡슐은 클로스트리듐 디피실리균 감염 치료에 효과를 보이지 않았습니다. 이 똥 캡슐 중 일부는 다양한 수준으로 정제된 대변 속 세균을 가지고 있습니다. 많은 장내 세균은 몸 밖에서 오래 살아남지 못합니다. 내장 속 중요한 혐기성균은 특히 공기 노출에 민감하므로 건강하고 특정한 세균을 필요한 만큼 받을 가능성이 작습니다.

그러나 《미국의사협회저널Journal of American Medical Association》 2017년 호에 경구용 캡슐로 대변 이식에 성공했다는 보고서가 실렸

• 바우스트(Vowst)라는 회사에서 2023년 4월부터 판매 —옮긴이

습니다. 연구자들은 의학적으로 감독한 실험을 수행했습니다. 대장 내시경을 통해 맹장에 이식한 효과를 경구용 캡슐을 이용한 대변 이식으로도 동일하게 확인했습니다.[142] 공여자의 냉동한 똥에서 대변 미생물을 얻은 다음에 세균만 포함한 캡슐로 가공한 뒤, 비교적 짧은 시간 안에 실험 대상자에게 전달했습니다. 그러나 후속 관찰에서 피험자에게 장기적인 효과가 없다는 것을 발견했습니다.

특정 질병을 치료하는 데 대변 이식을 몇 번 시행해야 하는지에 대해서는 지식을 더 많이 쌓아야 합니다. 서로 다른 유형의 환자에게 더 적합한 전달 경로는 무엇인지에 관해서도 연구해야 합니다. 그때까지 제 조언은, 대변 이식을 신중하게 진행하고, 다음 장을 읽어보자는 것입니다.

대변 이식 합병증

진실은 너무 복잡해서 근사치 외에는 아무것도 허용하지 않는다.
수학자, 존 폰 노이만

무엇이 잘못될 수 있을까요? 이식하는 똥과 거기에 포함된 모든 미생물, 바이러스, 진균을 이식하는 치료법이 위험하지 않을 수는 없습니다. 우리는 수혈을 통해서 C형 간염과 인간면역결핍바이러스HIV를 옮길 수 있다는 사실을 압니다. 대변 이식 수혜자는 질병을 치료하기보다는 질병을 일으키는 미생물을 전달 받을 수도 있습니다.

클로스트리듐 디피실리균에 감염된 환자들이 비만인 생물학적 기증자로부터 대변 이식을 받은 후에 체중 증량을 호소하는 몇 가지 사례가 있습니다. 비만을 일으키는 유전적 전구체를 새로 도입된 미생물군이 활성화했을 수 있습니다. 이러한 사례는 흔하지 않았고, 다른 이유로 체중이 증가한 건 아닌지 조사하지도 않았습니다. 이론적으로 우리가 대변 이식으로 치료할 수 있다면, 반대로 손상받을 수도 있습니다. 불행하게도 이 글을 쓴 날까지 대변 이식 때문에 사망한 사람이 3명 있었습니다.

대변 이식을 받은 후에 관절염 증상이 생겼다고 보고한 사례도 있습니다. 또 어떤 연구는 비위장관을 통한 대변 이식이 위출혈, 복막염, 장염에 걸릴 위험 증가와 관련이 있다고 제안했습니다.[143]

복막염peritonitis은 보통 혈액을 통해 세균에 감염되거나, 복막(배 안쪽에서 장기를 덮고 있는 막)이 파열해서 발생한 염증을 말합니다.

장염enteritis은 장, 특히 소장에서 생긴 염증을 말합니다. 흔히 설사를 동반합니다.

미생물군계에 생기는 변화와 여러 질병을 관련짓는 연구가 활발하게 진행되고 있습니다. 하지만 새로운 미생물군계를 도입한 결과의 성패를 결정하는 생화학적 원리를 설명하는 연구는 거의 없습니다. 대변 이식에 따른 부작용 발생률은 낮다고 봅니다. 그렇지만 공식적으로 대변 이식을 받은 이후에 해로운 질환이 발생하는지 찾아낸 광범위한 조사는 이뤄지지 않았습니다. 우리가 뭔가를 놓쳤을까요? 대변 이식을 치료법으로 고려하기 전에, 미생물군계를 변화시키고, 서로 영향을 미치는 대사 경로를 더 연구해야 하지 않을까요?

건강에 관한 결정을 내리기 전에는 항상 의사와 함께 위험 대 이익을 논의해야 합니다. 회의론자가 되어야 합니다. 항상 의문을 가집시다. 우리는 모두 자기 건강을 지키는 파수꾼이 되어야 합니다.

제가 대변 이식 수혜자에게 림프종을 옮길 수도 있지 않을까요? 대변 이식으로 치료하려고 했던 사람의 병을 오히려 악화시키진 않을까요? 공여자의 세균이 중요한 역할을 한다고 믿는 이유가 있습니다. 다음 장 「공여자가 누구죠?」를 읽어봅시다.

공여자가 누구죠?

누군가에게 도움을 주면 언젠가 보답을 받는다.
존 번연, 『천로역정』

전통적으로 대변 공여자는 건강한 생물학적 친척이었습니다. 형제 자매, 사촌 혹은 부모님 들은 '응가'를 하도록 요청받았습니다. 이치에 맞는 선택입니다. 공여자로서 친척은 비슷한 유전자나 환경, 식단을 공유하기 때문에 미생물군계가 비슷할 것입니다. 그리고 그들은 우리에게 빚이 있습니다. 가족이라는 빚. 게다가 환경을 공유한다면 수혜자에게 감염원을 전달할 위험도 줄어듭니다.[144]

그러나 "전반적으로 현재까지 나온 증거는 대변 이식의 성공 여부가 공여자와 환자 관계에 달려 있지 않다는 것을 보여줍니다. 큰 규모의 연구를 설계해 이 영역을 자세히 탐구할 필요가 있습니다".[145] 일부 연구에 따르면, 수혜자가 선정한 비혈연 공여자는 혈연 공여자보다 감염성 질환의 혈청검사에서 양성 반응이 더 높다고 나타났습니다.[146] 따라서 친구에게 대변을 부탁하는 것도 아주 완벽한 선택은 아닙니다.

물론 가족과의 불편한 전화 통화는 피할 수 있습니다. 예를 들어, 평생 단 하루도 아프지 않았고 취미로 마라톤을 즐기는, 가장 건강한 친척인 마지 이모에게 전화를 겁니다. 이모는 전화벨이 두 번 울린 후 전화를 받습니다.

"여보세요?"

"안녕하세요, 마지 이모."

"애야, 네 목소리를 들으니 좋구나. 안녕? 별일 없지?"

이모의 명랑한 목소리가 용기를 북돋아 줍니다.

"이모가 물어봐 주니 정말 기뻐요. 그냥 관심 좀 주실 수 있을까 give some shit 해서요."

스스로 영리하다고 생각하는군요.

침묵.

말을 계속합니다.

"주치의가 그러는데, 이모의 똥이 있으면 제가 퇴원하는 데 도움이 될 것 같대요."

더 조용해집니다.

마지 이모는 한숨을 내쉰 다음 전화기를 멀리 뗍니다.

"여보, 장난 전화가 또 걸려 왔어요…."

"아니, 마지 이모. 저예요, 저… 이모가 가장 좋아하는 조카."

똥이 약이다

딸깍.

마지 이모는 헛소리를 더 들어주지 않습니다. 그녀는 아무것도 주지 않습니다.

당신은 혼자가 아니다

환자 183명에게 대변 이식 공여자를 누구로 할지 물었을 때, 28%는 대변 이식 치료를 위해 자신이 공여자를 선택하는 것이 적절하지 않다고 답했습니다.[147] 다른 연구자들은 선택권이 주어졌을 때, 모든 환자가 익명 공여자의 대변을 선호한다는 사실을 발견했습니다.[148] 분명히 우리는 지인 중 누군가가 우리에게 똥을 주기를 원하지 않습니다.

공여자가 하는 **혈액 검사 목록**

- 일반 혈액 검사CBC와 백혈구 수 감별 계산WD
- 타이로신-단백질 활성효소CMET
- 거대세포바이러스 면역글로불린GCMV IgG
- 카바페넴내성 장내 세균CRE
- 엡스타인바 바이러스*EBV* 항체

- 이질아메바*Entamoeba histolytica*

- 인간헤르페스바이러스 6형 면역글로불린GHHV-6 IgG 항체

- 인간면역결핍바이러스*HIV* 항체

- 단순포진바이러스*HSV* 1형과 2형

- 인간T세포백혈병바이러스 1형 및 2형*HTLV-I/II* 항체

- A, B, C형 간염

- 면역글로불린EIgE

- 면역글로불린 검사

- 크로이츠펠트-야콥병 바이러스*JC virus* 항체

- 림프구 아형 검사

- 분선충

- 매독

- 반코마이신 내성 장구균*VRE*

앞서 말했지만, 대변 이식 결과는 익명의 공여자 혹은 생물학적 친척의 대변을 사용해도 통계적으로 같습니다.

대변 이식에는 신선하거나 냉동 또는 동결건조한 대변을 사용합니다. 지금까지 똥을 통조림에 보관하려고 시도해 본 사람은 아무도 없겠지만, 대변 보관법은 새롭게 생긴 분야입니다.

최근에 대변 은행이 생겨서 친족이 아닌 공여자가 기증한 대변을 이용하는 경우가 늘고 있습니다. 터비어 등[149]은 이를 「대변 은행을

설립하고 운영하는 방법How to: Establish and Run a Stool Bank」에서 설명합니다. 저는 곧 『왕초보를 위한 대변 은행 길라잡이Stool Banking for Dummies』라는 책을 근처 서점에 볼 날이 오리라고 확신합니다. 완전히 새로운 직업이 나타난다는 뜻입니다. 실례지만 직업이 어떻게 되시죠? 아 네, 대변 은행원입니다.

대변 은행은 급성 클로스트리듐 디피실리균 감염에 걸린 사람에게 유리합니다. 적합한 공여자를 찾고 선별하는 데 최대 일주일이 걸리기도 하기 때문입니다. 대변을 보관해 놓으면 즉시 사용할 수 있고, 미래에는 혈액 제제처럼 사용할 수 있을지도 모릅니다.[150]

공여하면 사은품 주나요?

공여자로부터 대변을 수집하면 제 의무실에 보관합니다. 이것은 쉽지 않은 사업입니다. 공여자의 대변이 공기에 노출되자마자 혐기성균은 스트레스를 받아서 심하면 사멸합니다. 배설물이 세균의 풍부함을 유지하려면 이를 밀봉한 다음에 즉시 냉동해야 합니다. 적절하게 취급하고 보관한 대변 미생물은 최대 1년까지 생존할 수 있습니다.[151]

공여자의 **대변 및 장 검사** 목록

- 아데노바이러스adenovirus

- 아스트로바이러스astrovirus

- 클로스트리듐 디피실리균

- 캄필로박터

- 카바페넴 내성 장내세균*CRE, carbapenem-resistant Entero-bacteriaceae*

- 코로나바이러스감염증-19Covid-19

- 와포자충속*Cryptosporidium*

- 원포자충*Cyclospora cayetanensis*

- 대장균 O157:H7

- 이질아메바

- 장관응집성 대장균*Enteroaggregative E. coli*

- 장관병원성 대장균*Enteropathogenic E. coli*

- 장관독소원성 대장균*Enterotoxigenic E. coli*

- 광범위 베타락탐계 항생제 분해효소*ESBL, extended spectrum beta-lactamase* 내성균

- 람블편모충

- 헬리코박터 파일로리

- 노로바이러스 GI/GII

- 플레시오모나스*Plesiomonas*

- 로타바이러스

- 살모넬라

- 사포바이러스Sapovirus

- 시가독소생성 대장균

- 이질균/장침투성대장균enteroinvasive *E. coli*

- 플레시오모나스 시겔로이데스*Plesiomonas shigelloides*

- 비브리오균*Vibrio*

- 비브리오 콜레라균*Vibrio cholerae*

- 반코마이신 내성 장구균

때로 자기 자신의 대변을 대변 이식에 사용하기도 합니다. 이러한 상동相同 공여자는 질병에 차도가 있을 때 대변을 기증하고, 병이 심해졌을 때 이식을 받습니다.

대변을 이식받는 사람들은 어떻게 보호하죠?

마지 고모든, 추가 학점을 따려고 대변을 기증한 의대생이든, 공여자를 철저히 선별함으로써 이식 수혜자를 보호할 수 있습니다. 우리는 혈액 및 대변을 철저하게 검사해서 세균, 바이러스, 진균 그리고

혈구 수치를 조사합니다. 또한 비강 면봉을 통해 메티실린 내성 황색포도상구균 감염MRSA을 검사합니다. 특히 코로나19 위기 이후 더 많은 검사가 진행 중입니다. 새로운 질병이 나타날 때마다 우리는 이를 선별 과정에 추가합니다.

이러한 규약은 수혜자와 가족 그리고 친구를 보호합니다. 또한 잠재적인 공여자가 가진, 알려지지 않았던 건강 문제를 발견할 기회도 됩니다.

궁극적으로 완벽한 공여자는 질병이 없는 건강한 상태여야 합니다. 이들의 대변에는 우리가 아는 건강한 미생물도 풍부하고, 덜 유명한 세균도 넉넉할 것입니다. 머지않은 미래에는 세균의 개별 균주나 군집을 선택하고 이식해서 특정 질병을 개선할 수 있으리라고 추측합니다. 그때까지, 우리는 선별 규약을 빈틈없이 만들고, 공여자를 신중히 결정해야 합니다.

대변 기증을 어떻게 하나요?

대변 기증은 비침습적이고 짧은 시간 안에 할 수 있습니다. 우리가 여러 가지 세균에 대해 더 많이 알게 된다면 우리는 특정 속과 종의 미생물군을 가진 특정한 기증자를 찾을 것입니다. 결국 헌혈이나 장기 기증 같은 체계와 비슷해지지 않을까요?

당신의 똥으로 소중한 생명을 구하세요!

대장내시경과 대변 이식

만일 대장내시경을 받는다면 꼭 마취가 제대로 되지 않았다고 말해야 한다.
그렇지 않으면 누가 당신의 창자 속을 수영한다는 것이
무슨 의미인지 알게 된다.

유머 작가, 메리 로치

우리가 40대가 되면 10대 자녀, 꽉 끼는 옷, 중년의 위기 등으로도 충분히 도전을 받는다고 생각합니다. 하지만 미국 질병예방서비스위원회USPSTF는 여러분이 대장 탐색에 도전하기를 권합니다.

대장암은 미국에서 두 번째로 사망률이 높은 암입니다.[152] 대장암에 걸릴 위험은 45세가 되면 증가합니다. 이 때문에 미국 암학회American Cancer Society 역시 우리 생일을 망치기를 원합니다. 모든 나라가 암 사망률을 줄이려는 쉽고 빠른 절차를 그렇게 빨리 채택하진 않았습니다. 대장내시경 검사가 일반적이지 않은 유럽은 일상적인 대장내시경 검사의 효과를 검토하고 있습니다. 대장암에 대한 북

유럽 주도 연구NordICC 같은 무작위 연구가 여러 나라에서 진행 중입니다.

불행히도, 수년간의 결과밖에 없습니다. 많은 결과가 쌓일 때까지는 대장내시경 검사를 10년마다 하는 것이 좋고, 위험 요인이 있으면 그보다 자주 해야 합니다. 용종이 있거나 일촌 관계(부모, 자녀 또는 형제자매) 중에 대장암에 걸린 사람이 있으면 의사의 조언에 따라 더 짧은 주기로 검사를 받아야 합니다.

대장내시경 검사는 작고 유연한 카메라를 사용해서 대장 전체와 소장 일부까지 탐색하는 검사입니다. 대변 이식도 이와 같은 기구와 절차로 수행합니다.

하지만 그 전에 먼저 모든 노폐물을 청소해야 합니다. 제가 여기까지 글을 제대로 썼다면 이제 여러분은 인간 배설물이 정말 면역학적 금광이라는 사실을 알 것입니다. 최신으로 업데이트되는 아이폰처럼, 인간이라는 기계를 계속 작동시키는 것은 세균입니다.

여러분의 망설임이 느껴지네요. 지금까지 미생물군을 급매로 나온 바닷가 앞 저택인 것처럼 귀하다고 선전했다가 이제 제가 싹 치우라고 했으니까요. 심호흡을 합시다. 세균은 놀라운 속도로 알아서 증식합니다. 여러분의 멋진 세균 자아는 곧 다시 돌아올 것입니다.

우리는 보통 환자들이 대장내시경 검사 전날 비사코딜, 포스포 소

•• 노르웨이와 유럽에서 대장암 검진 효과를 비교하는 오슬로대학교의 연구 —☺옮긴이

3 대변 이식에 대한 모든 것

다, 피코황산나트륨 또는 인산나트륨이나 구연산 마그네슘과 같은 완하제와 다량의 수분을 섭취해서 장을 청소하기를 권고합니다. 맞습니다. 온종일 집에만 있을 생각을 해야 합니다. 전체 대장내시경 검사 중 최대 25%는 장 준비가 불충분합니다.[153] 그러니 이 과정을 다시 하고 싶지 않다면 의사의 지시를 따릅시다. 어떤 의사는 묽은 죽이나 라임 또는 레몬 젤 같은 유동식을 먹도록 하기도 하고, 또 어떤 의사는 특정 시각 이후에 금식을 요구하기도 합니다. 때로는 두 가지를 다 요구하기도 합니다.

대장내시경 합병증 colonoscopy complications

- 진정제에 대한 반응
- 생검을 받거나 용종 등 이상 조직을 제거한 부위에서의 출혈
- 대장이나 직장 벽의 천공
- 대장내시경 검사 도중 합병증이 생길 위험은 0.35%로 낮음

대변 이식을 할 때도 같은 과정을 거칩니다. 새로운 세균을 도입하기 전에 장이 깨끗해야 합니다. 친구가 집에 오기 전에 청소해 놓는 것과 비슷합니다. 하지만 청소할 때 밀대까지 사용하지 않습니다. 이러한 청소로 세균 포자까지 모두 죽이는 것은 아닙니다. 그러므로 포자까지 파괴하는 항생제 치료와 달리 장내 세균은 다시 살아납니다.

미국에서는 대부분 대장내시경 검사를 하기 전에 마취를 시행합니다. 마취과 의사나 마취 전문간호사가 미다졸람, 프로포폴, 메페리딘, 펜타닐 같은 마취제를 투여하면 대부분의 환자는 이 과정 동안 쉬거나 잠을 잡니다.

대장내시경을 통해 대변 이식을 할 때도 과정은 동일합니다. 세계 여러 나라에서 대장내시경 검사를 할 때 진정제를 사용하지 않습니다. 연구자들은 진정제를 사용하지 않는 대장내시경 검사 80건 중 5건은 검사를 완료하기 위해 진정제가 필요했다고 발표했습니다. 4건은 통증이 없었고, 32건은 가벼운 통증, 27건은 중간 정도의 통증, 16건은 심한 통증을 경험했다고 합니다. 진정제 없이 대장내시경 검사를 다시 할 것인지 묻자, 58명은 긍정적으로 대답했습니다.[154]

진정제가 대장내시경 검사 도중 부작용을 일으킬 위험을 높인다는 연구 결과가 있습니다. 진정제 미사용의 장점은 환자가 대장 벽에 가해지는 압력에 따른 모든 통증을 의사에게 알려서 천공을 예방할 수 있다는 점입니다.

환자는 검사받을 때 왼쪽으로 눕도록 요청을 받습니다. 처음에 저는 장갑을 낀 손으로 직장을 검사하면서 괄약근의 탄력을 살피고, 준비가 충분한지 확인합니다. 그런 다음, 내시경을 항문에 넣어서 직장, 대장(S자 결장, 하행결장, 횡행결장, 상행결장, 맹장)을 지나 궁극적으로 대장과 연결되는 소장의 끝부분으로 들어갑니다.

내시경은 긴 관으로서, 공기, 흡입, 빛을 조종하는 기구들의 경로가 별도로 나뉘어 있습니다. 내시경 끝에는 지름이 1.3센티미터보다 좁으면서 작고 뾰족한 부분이 있고, 그 부분을 움직일 수 있습니다. 속이 빈 장은 쪼그라들었기 때문에 시야를 넓히려고 장으로 공기를 주입합니다. 이 때문에 가짜 변의를 느낄 수 있습니다.

의심스러워 보이는 부위는 조직을 떼어내서 따로 검사합니다. 때로 내시경을 통해 장벽에 염료인 인디고 카민을 뿌려 장 내벽에 이상이 있는지 확인합니다(색소내시경).

대장과 소장이 합류하는 부위인 맹장까지 가는 데 걸리는 시간은 보통 10분 미만입니다. 대장의 일부 굽이에서 내시경 관이 급회전할 수도 있고, 장 중첩 때문에 롤러코스터처럼 내시경 관이 굽습니다. 그래서 내시경 끝부분을 다시 뒤로 빼내야 하는 경우가 발생합니다. 이럴 때 내시경을 잡아당기면 불편함을 유발합니다.

대개 내시경을 부드럽게 비틀면서 당기면 불편감이 금방 사라집니다. 자세에 변화를 주거나 손으로 압력을 가하면 내시경이 똑바로 펴지면서 앞으로 나아갑니다.

대변 이식은 장내 미생물군계를 이루는 중심지인 맹장에 이식됩니다. 공여자의 대변을 수용액으로 준비했다가 내시경 관을 통해서 목적지에 주입합니다.

• 장기에 뿌리는 청색 식용색소 ─♡옮긴이

용종polyp은 대장 통로로 불거져 나온, 대장 내벽에 나타나는 비정상적인 성장물입니다. 용종을 들어 올리거나 평평하게 누를 수 있습니다. 용종이 암으로 변하는 데까지 15년이 소요되기도 합니다.

대장내시경 정기 검사 도중에 의심스러운 병변이 있으면 전기로 지져서 치료하고, 조직을 떼어내서 검사합니다. 보통 1밀리미터(0.04인치) 이하의 용종을 제거합니다. 대장내시경 검사 중 문제가 발생하는 경우는 드뭅니다. 때로(0.35%의 확률로) 작은 천공이 발생할 수 있는데, 이러한 천공은 대개 저절로 치유됩니다. 더 큰 천공이 생겨서 수술이 필요한 경우는 흔하지 않습니다.

대장내시경 시술 후 마취가 풀리는 동안 병원에서 쉽니다. 보통 완전히 깨어나는 데 1시간이 걸리지만, 어떤 사람은 더 길어질 수 있습니다. 누군가 당신을 집까지 차로 태워다 주는 것이 좋습니다. 마취 기운이 남을 수 있으므로 그날엔 중요한 결정을 내리지 않는 것이 좋습니다. 그 결정에는 수영복 쇼핑도 포함됩니다.

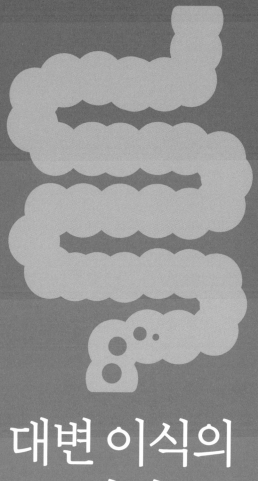

4부

대변 이식의
미래

나도 대변 이식을 받을 수 있을까?

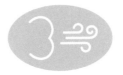

또한 베두인족은 '신선하고 따뜻한 낙타 배설물' 섭취를
이질균 치료법으로 권장해 왔다.
위키피디아

대변을 수 세기 동안 치료제로 사용했음에도 불구하고, 미국 식품의약국은 2013년에야 재발성 클로스트리듐 디피실리균 감염을 치료할 때 의사가 대변 이식을 제공할 수 있도록 허가했습니다. 그 전까지는 임상시험 신청서NDA를 제출해야 했습니다. 이 글을 쓰는 지금까지 미국 식품의약국은 대변 이식을 다른 질병에 사용하는 것을 허용하지 않습니다. 미국에서 매년 클로스트리듐 디피실리균에 감염되는 50만 명 중 적어도 절반이 재발할 것입니다. 클로스트리듐 디피실리균 관련 비용은 연간 50억 달러 이상입니다. 이는 클로스트리듐 디피실리균 감염이 재발하기 전에 이를 대변 이식으로 치료할 수 있어야 한다는 뜻입니다. 그러기 위해서 미국 식품의약국에서 대변 이식을 공식적으로 승인해야 합니다.

미국 소화기내과협회American Gastroenterological Association가 후원하는 2년간의 대변 이식 연구가 현재 진행 중입니다. 이 연구는 지금까지 계획된 연구 중 규모가 가장 크고, 대변 이식과 질병에 관한 시야를 확장해 줄 것입니다. 미국 소화기내과협회는 대변 이식 시술을 하는 병원 75군데를 등록한 다음, 대변 이식 시술 후 5년에서 10년 동안 4,000명의 환자를 추적할 계획입니다.

그러나 대변 이식을 다른 질병에 대한 적용하는 것은 대변 수집과 저장, 전달 방법이 확립되지 않으면 절대 승인되지 않을 것으로 보입니다. 그렇게 되면 대형 제약 회사가 특정 질병을 치료하고, 미국 식품의약국의 승인을 받은 미생물군계 제품을 생산하는 첫 사례가 될 것으로 보입니다. 제약 회사들이 여러 가능성을 찾아보고 있지만, 최적의 공여자가 누가 될지 결정하는 일은 의사와 환자에게 달려 있기를 바랍니다.

의사들은 이러한 규정에 구속되어 있습니다. 미국 식품의약국은 선량한 문지기라고 할 수 있습니다. 프랑켄슈타인 박사가 길거리에 가게를 차려서 우리 모두의 재산 가치를 망치는 상황을 막죠. 미국 식품의약국은 약도 독이 될 수 있다는 것을 압니다. 저는 임상시험 때문에 이들과 정기적으로 협력하고 있습니다. 미국 식품의약국에 지침서를 요청하기도 하는데, 그들이 작성한 규약을 보면 우리를 걱

• 2020년 10월 1일 기준입니다. —옮긴이

정하도록 하기보다는 미래를 용감하게 마주할 수 있도록 도와준다
고 느낍니다.

몸의 지배자, 미생물

만약 우리가 무엇을 하고 있는지 안다면
그것은 연구라고 불리지 않을 것이다.
그렇지 않은가?
알베르트 아인슈타인

연구할수록 질문이 더 생겨납니다. 제가 아주 어렸을 때 아마 이렇게 질문했던 것 같습니다. "이게 제 엉덩이를 크게 보이게 하나요?" 이제, 저는 우리의 위생 문화가 미생물군계를 무력화한 것은 아닌가 스스로 질문합니다. 손 소독제와 항균제는 이로울까요, 혹은 해로울까요? 연구자들은 확신하지 못합니다. 그런 제품이 병원균을 예방하거나 세균과 벌이는 전격전을 촉진하는 것일까요?

우리는 서양의 고지방 식품, 초가공식품이 세균 다양성을 줄였다는 것을 압니다. 서양 식품을 다른 문화권으로 옮기면 그들이 가진 미생물군계 풍부함도 줄어들까요? 대사증후군을 수출하는 셈이 되는 것일까요?

우리도 전 세계 음식을 먹을 수 있으므로, 이전에 접촉하지 않았던 세균, 진균, 바이러스에 노출되었습니다. 우리의 미생물군계는 이 외래종들을 받아들일까요, 아니면 이들이 질병을 일으킬까요?

대부분의 동물 배설물은 인간 배설물보다 미생물군이 더 풍부하고 다양합니다. 우리가 이익을 얻을 수 있을 만한 미생물을 다른 종이 가지고 있을까요? 코끼리는 70~86년 동안 장수합니다. 이들은 약도 먹지 않고 인터넷도 없어서 많은 것이 부족해 보여도 야생에서 살아남습니다. 그 비밀은 코끼리의 미생물군계에 있을까요? 그럼 코끼리 똥이 우리를 더 오래 살게 할까요?

우리가 스스로 미생물군계를 돌봐야 할까요? 요구르트, 발효 식품, 프로바이오틱스가 장기적으로 도움이 될까요? 우리가 미생물군계를 돌보는 것일까요, 아니면 미생물군계가 우리를 돌보는 것일까요? 사람들은 기록된 역사상 그 어떤 때보다 더 오래 살고 있습니다. 아마도 미생물군계가 이미 우리를 돌보는 중일 것입니다.

저는 여러분이 이 수백만에 달하는 미생물이 하는 역할에 대해 생각해 봤으면 합니다. 우리가 미생물의 주인이 아닐 수 있습니다. 우리는 사실 우리보다 더 오래되고 적응력이 높은 생명체를 위한 전달자일 뿐이라는 생각은 어떻습니까? 세균이 생명력의 정수일지도 모릅니다.

흙에서 흙으로

인생은 힘들다. 그러다가 죽는다.
그러고 나면 그들이 너의 얼굴에 흙을 던진다. 그러면 벌레가 널 먹는다.
이 순서대로 일이 일어나는 것에 감사하라.
미국 공상과학 소설가, 데이비드 제럴드

노화가 진행하면 병원균이 증가합니다. 우리가 죽으면 나쁜 장내 세균이 결국 우리 몸을 차지해서 몸이 부패합니다. 그러면 미생물군계는 어떻게 될까요? 좋은 질문입니다. 인간은 영겁의 시간 동안 사후세계를 믿어왔습니다. 이집트인들은 또 다른 기회를 기대하며 개코원숭이, 고양이, 새, 악어까지 모든 것을 미라로 만들었습니다. 심지어 내장도 카노푸스의 단지에 따로 보관했습니다. 하지만 지금 우리는 오염된 물이 공급되어서 질병을 퍼뜨릴까 봐 지나치게 걱정합니다. 그래서 시신을 매장할 때 더 위생적으로, 심지어 무균적으로 진행합니다. 즉, 화장을 합니다.

하버드대학교의 비소설실습학 교수 마이클 폴란Michael Pollan은 최근 "일부 연구자들은 서양에서 자가면역질환이 놀랍게 증가한 이유가 우리 몸과 '오랜 친구', 즉 우리와 공진화한 미생물 공생체 사이에 있던 태곳적 관계가 붕괴했기 때문이라고 믿는다"라고 썼습니다. 여기서 그가 말하는 미생물 공생체는 토양 속 미생물입니다.

토양 1그램에는 세균 세포가 약 4,000만 개 있습니다. 티스푼보다 적은 흙에 5만 종까지 존재합니다. 그러나 농업은 생활 토양 환경의 대량 파괴를 불러왔고, 중요한 미생물 종은 이미 멸종했을지도 모릅니다.

방선균류는 물과 토양에 존재하는 다양한 세균 문™입니다. 많은 형태의 식물이 이들에 의존합니다. 방선균류는 유기물을 분해하고, 식물이 사용할 수 있도록 질소를 고정합니다. 시베리아 방선균은 지구에서 가장 오래된 생물로 알려져 있습니다. 인간 장에도 방선균류의 한 갈래가 삽니다. 다른 장내 세균에 비해 이들의 비율은 낮지만, 장의 항상성에 반드시 필요합니다. 방선균류는 토양과 다른 생명체 사이에 벌어진 공진화의 연결고리일 수 있습니다.

아마도 토양 문제의 일부는 자연적인 미생물생태계복원을 늦추거나 막는 매장 관습에 있을 것입니다. 만일 인류가 먹을 음식을 생산하려고 미생물의 토양을 벗겨내고 있다면, 결국 인류가 생산하는 미생물도 토양에 공급되어야 할 것입니다. 미생물군계 문제는 미생물군계에 해답이 있을 것입니다.

우리의 미생물군이 우리보다 오래 살아남을까요? 미생물군계가 환경에 재진입하도록 허용되어야 하지 않을까요?

똥이 약이다

그렇다면 화장 문화는 생태계에서 미생물군을 도둑질하는 것이 아닐까요? 미생물군계도 재활용 번호를 부여받으면 어떻습니까?

수목장 및 친환경 장례는 세균이 평화롭게 죽거나 더 큰 생명체의 일부로서 지속하게 합니다. 친환경 장례에서는 콘크리트 덮개가 허용되지 않고, 생분해가 되는 재료로 만든 관을 사용합니다. 이스라엘에서 유대인들은 관 없이 간단한 천 수의만 입은 채로 땅에 묻힙니다. 또한 친환경 장례에서는 지하수를 오염시켜 물고기에게 독이 되는 포름알데히드 같은 방부제를 사용하지 않습니다. 2004년 국제암연구소International Agency for Research on Cancer는 포름알데히드를 발암물질로 분류했습니다. 포름알데히드는 독성이 있기 때문에, 방부 처리자는 반드시 인공호흡기를 착용해야 합니다. 불행하게도 포름알데히드가 미생물군계에 미치는 영향은 아직 인간의 죽음이라는 맥락에서 탐구되지 않았습니다.

수목장은 땅에서 온 우리의 세균 군집을 다시 지구로 되돌립니다. 즉, 생명의 순환을 다시 불러일으킵니다. 또는 이집트인들이 믿었던 것처럼 생명을 부활시킵니다.

대변 이식의 미래

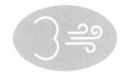

미생물군계와 세균이 건강에 미치는 역할에 대해서 여전히 지식의 공백이 큽니다. 하지만 지금까지 제가 발견한 것을 바탕으로 결론 몇 가지를 내리고자 합니다.

모든 개인이 지문만큼 독특한 미생물군계를 가지고 있지만, 일관된 몇몇 변종이나 장 유형이 있을 수 있습니다. 또한 건강한 사람들은 질병으로 고통받는 사람들과는 다른 세균 프로필을 가집니다. 연구에 따르면, 자폐증, 심장질환, 만성 변비, 염증성 장질환, 관절염 그리고 여타 질병이 있는 사람들은 일부 세균의 양이 적고, 다른 세균의 양은 더 많은 것으로 나타났습니다. 과학자들은 이러한 상태를 미생물군 불균형이라고 불렀습니다.

식단, 유전학 그리고 환경은 세균 수를 결정하는 역할을 합니다.

즉, 이 요소들은 미생물군계가 지닌 특이성에 기여합니다. 또한 항생제는 미생물 수에 영향을 미칩니다. 20세기에 미생물과 전염병에 대한 전쟁과 같은 공격이 있었습니다. 불행히도 항생제 남용은 우리의 세균 다양성을 낮추고, 특정한 질병 상태를 일으켰을 수 있습니다.

연구는 대변 이식이 재발성 클로스트리듐 디피실리균 감염과 같은 일부 감염병에 대한 해결책이라는 사실과, 현재 진행 중인 연구가 우리가 마주한 장벽 중 일부를 깨부수리라는 것을 보여줬습니다.

연구자들은 이 지식을 이용해서 미생물군 불균형이라는 특징이 있는 다른 질병을 치유력이 있는 세균으로 치료할 방법을 찾고 있습니다. 의사들은 각자 대장염, 변비, 크론병, 파킨슨병, 자폐증 등 여러 사례를 개선하기 위해 대변 이식을 사용해 왔습니다.

그러나 이렇게 개인이 진행한 연구는 이중맹검 임상시험 연구가 지닌 강점이 없습니다.

인간의 마음은 치유에 혼란스러운 요소가 될 수 있습니다. 피험자들에게 어떻게 느끼는지 물어보는 것은 혈액 및 대변검사와는 다릅니다. 얼마나 좋아졌는지 측정하는 방법은 과학적 엄격성에 따라 결정됩니다. 관찰하고 측정하는 방법으로 개선과 감소를 살펴보는 것은 중요합니다. 대변 이식 시행 이후 발생하는 부작용과 합병증에 대한 정보도 미국 식품의약국 승인에 중요한 부분입니다. 이러한 면밀함은 우리 모두를 보호합니다.

미생물군계 연구는 놀라운 속도로 진행되고 있습니다. 올해 쓰는 이 글이 내년에는 바뀔지도 모릅니다. 이러한 가능성에 대한 흥분이 의료 산업에서도 뚜렷하게 느껴집니다.

그래서 이미 다음 책을 기획하고 정리하는 중입니다. 다음 똥을 기다려 주기 바랍니다!

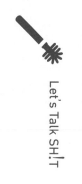

Let's Talk SH!T

감사의 말

다른 사람의 도움을 인정하지 않고 성공을 거둔 사람은 없다.
철학자, 앨프리드 노스 화이트헤드

시드니 파인골드 교수의 지도와 전문 지식이 없었다면 대변 이식이 지닌 가능성을 결코 상상할 수 없었을 것입니다. 러시아 이민자 가정에서 태어난 그는 나의 교수이자 친구이며 멘토입니다. 캘리포니아대학교를 졸업하고 제2차 세계대전에 참전한 후, 갤버스턴에 있는 텍사스대학교 의과대학에 다녔습니다. 그는 혐기성균, 감염, 자폐증 사이의 연관성을 밝힌 최초의 과학자였습니다.

닐 스톨먼의 클로스트리듐 디피실리균 감염 치료에 대한 탐색은 내 머리 한편에 가능성의 씨앗을 심어주었습니다. 소화기내과 의사로서 체계적이고 치밀한 그의 연구는 기초를 다지게 해주고 영감을 주었습니다. 그의 조언은 불가해한 것을 이해하게 해줬고, 미처 알지 못한 점을 찾아줬습니다.

지칠 줄 모르는 연구자이자 환자 진단 위원인 토머스 보로디에게도 특별한 감사를 드립니다. 보로디 박사가 호주에서 성공적으로 대변을 이식해 크론병을 치료한 사실 덕분에 제가 이 책에 요약한 가능성을 탐구하려는 저의 각오를 북돋아 줬습니다.

이 책을 완성하기까지 든든한 동반자가 되어준, 우리 편집자 캐슬린 오스에게 진심으로 감사드립니다.

사빈 하잔

감사의 말

사실 저도 장이 좋지 않습니다. 조금만 자극적인 것을 먹어도 배가 아프고 설사를 합니다. 열두 살에 안경점에서 서비스로 내어준 커피 한 잔을 마신 뒤로, 여태 무서워서 커피를 마셔본 적이 없습니다. 갈수록 방귀쟁이 남편이라고 불리는 횟수도 증가하는 중입니다. 심지어 출산보다 고통스럽다는 치질 수술 경험자죠. 그래서 이 책의 지은이가 "자신의 장에 100% 만족하는 사람은 없다"라고 쓴 문장을 번역할 때는 절로 고개를 끄덕이기도 했습니다.

말썽 피우는 자식처럼, 아무리 미워도 장은 바꿀 수가 없습니다. 그냥 껴안고 살게 됩니다. 하지만 바야흐로 장은 못 바꿔도 장에서 일하는 '미생물'을 남의 똥으로 바꿀 수 있는 세상이 왔습니다!

미생물군계(마이크로바이옴)는 우리 내장에서 균형을 이루는 생태계를 말합니다. 말 그대로 같은 밥을 먹는 한 식구食口죠. 이 미생물 군계와 우리 몸은 복잡한 대사 과정을 통해 상호작용합니다. 즉, 서로 돕는 공생관계이자 생의 동반자입니다. 그러나 유전적 소인에 환경 변화, 감염, 약물, 식습관 변화 등이 생기면 미생물군 불균형이 오고, 질병이 생깁니다.

이러한 내장과 미생물의 관계에 영향을 받는 병은 무척 다양합니다. 비만, 셀리악병, 심장질환, 당뇨병, 치매, 관절염, 자폐증, 뇌졸중, 간질, 파킨슨병, 다발성경화증, 위식도역류질환, 염증성 장질환, 길랑 바레 증후군, 우울증, 뚜렛 증후군 등.

뒤집어 말하면 이런 식으로 생긴 무수한 증상이나 질병은 미생물군을 교체하면 해결할 수도 있다는 뜻이 됩니다. 교체하는 방법이 바로 대변 이식술FMT입니다. 건강한 사람의 똥을 아픈 사람의 장에 넣어줍니다. 이 새로운 치료법은 미국, 중국, 호주 등이 선도하고 있습니다. 제약 회사들은 수십억 달러에 이르는 마이크로바이옴 신약 시장에 너도나도 뛰어들고 있습니다. 똥이 약입니다.

중국에는 4세기부터 똥을 약으로 쓴 기록이 있습니다. 우리도 남부럽지 않습니다. 조선왕조실록에는 똥을 왕에게 먹인 기록이 있고, 민간에서도 '개똥도 약에 쓰려면 없다'라는 속담이 있을 정도입니다. 이미 국내 여러 병원에서 대변 이식술을 시행 중이죠.

하지만 섣부른 기대는 하지 맙시다. 현재 국내 대변 이식 임상 가이드라인이 권하는 대변 이식술 대상 질병은 클로스트로이데스 디피실 감염CDI뿐입니다. 관련 논문이 매해 쏟아져 나오지만, 다른 질병을 치료할 대변 이식술은 활발히 '연구 중'입니다.

이 책의 저자는 소화기내과 의사로서, 이렇게 발전하는 대변 이식술에 관한 자세한 설명뿐만 아니라 장의 구조와 기능, 유익한 음식과 미생물의 역할, 미생물 이상에 의해 생기는 질병 등을 유쾌한 문체로 들려줍니다. 아직은 첫걸음을 내딛고 있지만 무한한 가능성을 가진 대변 이식술 분야를 소개하는 책으로는 더할 나위 없습니다. 여러 질병에 대한 새 치료법과 장 건강에 관심이 있는 독자에게 큰 도움이 될 것입니다.

제주에서,

이성민

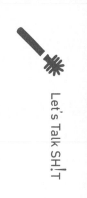

Let's Talk SH!T

1   Lederberg & McCray, 2001

2   Zhao et al., 2017

3   Manchester, 2007

4   Ehrlich, Hiller, & Hu, 2008

5   Qi & Han, 2018

6   Venkova, Yeo, & Espinosa, 2018

7   Furuya-Kanamori et al., 2015

8   Price, Abu-Ali, & Huttenhower, 2016

9   Broad Institute (Cambridge, MA)

10   Hsu et al., 2018

11   Goodrich et al., 2017

12   Cani & Everard, 2015

13   Costantino et al., 2015

14   Perez-Muñoz, Arrieta, Ramer-Tait, & Walter, 2017

15   De Filippo et al., 2010

16   Moeller et al., 2014

17   Arumugam et al., 2011

18   Dodds, Roland, Edgar, & Thornhill, 2015

19   Yang et al., 2014

20   Nakano, Matsumoto, & Ooshima, 2010

21   Zhu & Hollis, 2014

22 Yagi, Ueda, Amitani, Asakawa, Miyawaki, & Inui, 2012

23 Allen & Smith, 2015

24 Chen, Iinuma, Onozuka, & Kubo. 2015

25 Pei, Yang, Peek, Levine, Pride, & Blaser, 2005

26 Chocolatewala, Chaturvedi, & Desale, 2010

27 Kim, 2016

28 Takagi et al., 2018

29 Nehra, Alexander, Loftus, & Nehra, 2018

30 Tan et al., 2014

31 Basseri et al., 2012

32 Manichanh et al., 2014

33 Fassio, Facioni, & Guagnini, 2018

34 Catassi et al., 2017; Volta, Caio, Tovoli, & De Georgio, 2013; Sapone et al., 2012

35 Chakŭrski, Matev, Koĭchev, & Angelova, 1981

36 Forootan, Bagheri, & Darvishi, 2018

37 Sonoyama et al., 2009; Remely et al., 2015

38 Zackular et al., 2013

39 Ho, Tan, Daud, & Seow-Choen, 2012

40 Chen et al., 2013

41 Attaluri, Donahoe, Valestin, Brown, & Rao, 2011

주

42 Clegg et al., 2011

43 Dimidi, Christodoulies, Fragkos, Scott, & Whelan, 2014

44 Waller et al., 2011

45 Kirgizov, Sukhorukov, Dudarev, & Istomin, 2001; Gerritsen, Smidt, Rijkers, & de Vos, 2011

46 Khalif, Quigley, Konovitch, & Maximova, 2005

47 Zoppi, Cinquetti, Luciano, Benini, Muner, & Minelli, 1998

48 Zhu et al., 2014

49 Wu et al., 2013

50 Barbara et al., 2005

51 Soon et al., 2012

52 Ng, Siew C., 2016

53 Hamilton, Kam, Ng, & Morrison, 2018

54 Agrawal, G., Borody, T.J.; Chamberlin, W., 2014; Zhou et al., 2016; Kuenstner et al., 2017

55 Khan, 2009

56 Limon et al., 2019

57 Chassaing, Koren, Goodrich, Poole, Srinivasan, Ley, & Gewirtz, 2015

58 Frank et al., 2011; Morgan et al., 2012

59 Chehoud et al., 2015; Liguori et al., 2016; Sokol et al., 2017

60 Klement, Cohen, Boxman, & Reif, 2004

61 Sartor & Wu, 2017

62 Borody, Brandt, & Paramsothy, 2003

63 Paramsothy et al., 2019

64 Cui et al., 2015

65 Hayden & Ghosh, 2008

66 Paramsothy et al., 2017

67 Costello et al., 2019

68 Rossen et al., 2015

69 Tang et al., 2015

70 Yang et al., 2015

71 Karlsson et al., 2012

72 Ahmadmehrabi & Tang, 2017

73 Casta-Font & Mas, 2016

74 Vangay et al., 2018

75 Yatsunenko et al., 2012

76 Menni, Jackson, Pallister, Steves, Spector, & Valdes et al., 2017

77 Sun et al., 2018; Knights et al., 2011

78 Le Chatelier et al., 2013

79 Cani & Everard, 2015

80 Ley, Bäckhed, Turnbaugh, Lozupone, Knight, & Gordon, 2005;
   Turnbaugh, Bäckhed, Fulton, & Gordon, 2008

81 Arumugam et al., 2011

82 Zhao et al., 2017

83 Flint, Scott, Louis, & Duncan, 2012

84 Vrieze et al., 2012

85 Lam et al., 2012

86 Ravussin et al., 2012

87 Queipo-Ortuno et al., 2013

88 Parnell & Reimer, 2009

89 Allegretti et al., 2019

90 Scheiman et al., 2019

91 Kugeler et al., 2011

92 Pachner & Steiner, 2007; Lochhead et al., 2017; Soloski, Crowder, Lahey,
   Wagner, Robinson, & Aucott, 2014

93 Sato et al., 2017; Erbetta et al., 2014

94   Rojas, Smith, Benkers, Camou, Reite, & Rogers, 2004

95   Lyte, Varcoe, & Bailey, 1998

96   Castex, Fioramonti, de Lahitte, Luffau, More, & Bueno, 1998

97   Lyte, Li, Opitz, Gaykema, & Goehler, 2006

98   Goehler, Park, Opitz, Lyte, & Gaykema, 2007

99   Valles-Colomer et al., 2019

100   Finegold, Summanen, Downes, Corbett, & Komoriya, 2017

101   Kang et al., 2017

102   Smeekens et al., 2014

103   Merve et al., 2017

104   Cohen, Dreiher, & Birkenfeld, 2009; Gao, Tseng, Strober, Pei, & Blaster,
      2008; Eppinga, Konstantinov, Peppelenbosch, & Thio, 2014; Tett et al.,
      2017; Codoñer et al., 2018

105   Scher et al., 2015

106   Codoñer et al., 2018

107   Kragsnaes et al., 2017

108   Wassenaar & Zimmermann, 2018

109   Le Chatelier et al., 2013

110   Sartor, 2014; Cenit, Olivares, Codoñer-Franch, & Sanz, 2015; Jiang, Wu
      , Wang, Chi ., Zhang et al., 2015

111   Cho & Blaser, 2012; Plottel & Blaser, 2011

112   Noach, Rolf, & Tytgat, 1994

113   Zhao et al., 2017

114   Mancuso et al., 2002; Moshyedi et al., 1998; Sarraf et al., 1997

115   Rajala et al., 2014

116   Sanz, 2015

117   Collado, Donat, Ribes-Koninckx, Calabuig, & Sanz, 2008; Schippa et al.,
      2010

118 Collado, Calabuig, & Sanz, 2007; Di Cagno et al., 2009

119 Collado et al., 2009; Di Cagno et al., 2009; Di Cagno et al., 2011

120 Eppinga et al., 2014; Coit & Sawalha, 2016; Ciccia et al., 2016

121 Kragsnaes et al., 2017

122 Scher et al., 2013

123 Breban et al., 2017

124 Sjögren et al., 2012

125 Li et al., 2016

126 Ali, Lam, Bronze, & Humphrey et al., 2009

127 Compston et al., 1987

128 Segal et al., 2014

129 Liu et al., 2016

130 Valles-Collomer, et al., 2019

131 Balkwill & Mantovani, 2001; Coussens & Werb, 2001

132 Kuper, Adami, & Trichopoulos, 2000

133 Coussens et al., 1999

134 Meylan, Tschopp, & Karin, 2006

135 Pushalkar et al., 2018

136 Routy et al., 2018

137 Matson et al., 2018; Gopalakrishnan et al., 2018

138 Boursi, Mamtani, Haynes, & Yang, 2015

139 Spinler et al., 2016

140 Hammond & Donkor, 2013

141 Gustafsson et al., 1999

142 Kao et al., 2017

143 Moayyedi, 2014

144 Garborg et al., 2010

145 Ramai et al., 2019

주

146   Starkey et al., 1989

147   Zipursky et al., 2012

148   Hamilton, Weingarden, Sadowsky, & Khoruts, 2012

149   Terveer et al., 2017

150   Paramsothy et al., 2015

151   Staley et al., 2017

152   Siegel, Naishadham, & Jemal, 2012

153   Froehlich et al., 2005

154   Hoffman, Butler, & Shaver, 1998

똥이 약이다

참고문헌

Agrawal, G., Borody, T.J., & Chamberlin, W. (2014). 'Global warming' to
  Mycobacterium avium subspecies paratuberculosis. *Future Microbiology*, 9(7),
  829-832.

Ahmadmehrabi, S., & Tang, W. (2017). Gut microbiome and its role in
  cardiovascular diseases. *Current Opinion in Cardiology*, (6):761- 766. doi:
  10.1097/HCO.0000000000000445

Ali, T., Lam, D., Bronze, M., & Humphrey, M. (2009). Osteoporosis in Inflammatory
  Bowel Disease. *American Journal of Medicine*, 122(7): 599 - 604. doi: 10.1016/
  j.amjmed.2009.01.022

Allen, A. P., & Smith, A. P. (2015). Chewing gum: cognitive performance, mood,
  well-being, and associated physiology. *BioMed Research International*, 2015
  (654806). doi: 10.1155/2015/654806

Allegretti, J., Kassam, Z., Mullish, B., Chiang, A., Carrellas, M., ··· Thompson, C.
  (2019). Effects of Fecal Microbiota Transplantation With Oral Capsules in
  Obese Patients. *Clinical Gastroenterology and Hepatology*, doi: 10.1016/
  j.cgh.2019.07.006

Arumugam, M., Raes, J., Pelletier, E., LePaslier, D., Yamada, T., Mende, D. R., ··· Bork, P.
  (2011). Enterotypes of the human gut microbiome. *Nature*, 473(7346):274-80.
  doi: 10.1038/nature09944.

Attaluri, A., Donahoe, R., Valestin, J., Brown, K., & Rao, S. S. (2011). Randomised
  clinical trial: dried plums (prunes) vs. psyllium for constipation.
  Alimentary Pharmacology and Therapeutics, 33(7):822-8. doi: 10.1111/
  j.13652036.2011.04594.x

Balkwill, F., & Mantovani A. (2001). Inflammation and cancer: back to Virchow?

Lancet, 357(9255):539-45. doi: 10.1016/S0140-6736(00)04046-0

Barbara, G., Stanghellini, V., Brandi, G., Cremon, C., Di Nardo, G., De Giorgio, R., & Corinaldesi, R. (2005). Interactions between commensal bacteria and gut sensorimotor function in health and disease. *American Journal of Gastroenterology*, 100(11):2560 - 2568. doi: 10.1111/j.1572-0241.2005.00230.x

Basseri, R. J., Basseri, B., Pimentel, M., Chong, K., Youdim, A., Low, K., ⋯ Mathur, R. (2012). Intestinal methane production in obese individuals is associated with a higher body mass index. *Gastroenterology and Hepatol ogy*, 8(1):22-8.

Borody, T., Brandt, L., & Paramsothy, S. (2003). Therapeutic faecal microbiota transplantation: current status and future developments. *Current Opinion in Gastroenterology*, 30(1):97 - 105. doi: 10.1097/MOG.000000000000002

Boursi, B., Mamtani, R., Haynes, K., & Yang, Y. (2015). Recurrent antibiotic exposure may promote cancer formation-Another step in understanding the role of the human microbiota? *European Journal of Cancer*, 51(17):2655-64. doi: 10.1016/j.ejca.2015.08.015

Breban, M., Tap, J., Leboime, A., Said-Nahal, R., Langella, P., Chiocchia, G., Furet J., & Sokol, H. (2017). Faecal microbiota study reveals specific dysbiosis in spondyloarthritis. *Annals of the Rheumatic Diseases*, 76(9):1614-1622. doi: 10.1136/annrheumdis-2016-211064

Breton, J., Massart, S., Vandamme, P., De Brandt, E., Pot, B., & Foligné, B. (2013). Ecotoxicology inside the gut: impact of heavy metals on the mouse microbiome. *BMC Pharmacol Toxicol* 14, 62 doi:10.1186/2050-6511-14-62

Cani, P., & Everard, A. (2015). Talking microbes: When gut bacteria interact with diet and host organs. *Molecular Nutrition & Food Research Review*, 00, 1-9. doi: 10.1002/mnfr.201500406

Castex, N., Fioramonti, J., Ducos de Lahitte, J., Luffau, G., More, J., & Bueno, L. (1998). Brain Fos expression and intestinal motor alterations during nematode-induced inflammation in the rat. *American Journal of Physiology*, 274(1 Pt 1):G210-6. PMID: 9458792

Catassi, C., Alaedini, A., Bojarski, C., Bonaz, B., Bouma, G., Carroccio, A., ⋯ Sanders, D. (2017). The Overlapping Area of Non-Celiac Gluten Sensitivity (NCGS) and

Wheat-Sensitive Irritable Bowel Syndrome (IBS): An Update. *Nutrients*, 9(11). doi: 10.3390/nu9111268

Collado, C., Donat, E., Ribes-Koninckx, C., Calabuig, M., & Sanz, Y. (2008). Imbalances in faecal and duodenal Bifidobacterium species composition in active and non-active coeliac disease. *BMC Microbiology*, 8:232. doi: 10.1186/1471-2180-8-232

Compston, J., Judd, D., Crawley, E., Evans, W., Evans, C., Church, H., Reid, E., & Rhodes J. (1987). Osteoporosis in patients with inflammatory bowel disease. *Gut*, 28(4):410-5. PMCID: PMC1432817

Costa-Font, J., & Mas, N. (2016). 'Globesity?' The effects of globalization on obesity and caloric intake. *Food Policy* (64) 121-132. https://doi.org/10.1016/j.foodpol.2016.10.001

Cenit, M., Olivares, M., Codoñer-Franch, P., & Sanz, Y. (2015). Intestinal Microbiota and Celiac Disease: Cause, Consequence or Co-Evolution? *Nutrients*, 7(8): 6900 - 6923. doi: 10.3390/nu7085314

Chakŭrski I., Matev, M., Koĭchev, A., Angelova. I., & Stefanov, G. (1981). Treatment of chronic colitis with an herbal combination of Taraxacum officinale, Hipericum perforatum,Melissa officinaliss, Calendula officinalis and Foeniculum vulgare. *Vutreshni Bolesti*, 20(6):51-4. PMID: 7336706

Chassaing, B., Koren, O., Goodrich, J., Poole, A., Srinivasan, S., Ley, R., & Gewirtz, A. T. (2015, 2016). Dietary emulsifiers impact the mouse gut microbiota promoting colitis and metabolic syndrome. *Nature*, 519(7541): 92 - 96. Correction 2016: 536(7615): 238. doi: 10.1038/nature14232

Chatterjee, A., & DeVol, R. (2012). Waistlines of the World: The Effect of Information and Communications Technology on Obesity. *Milken Institute Review*. https://assets1b.milkeninstitute.org/assets/Publi c ation/ResearchReport/PDF/Waistlines-of-the-World.pdf

Cho, I., & Blaser, M. (2012). The human microbiome: at the interface of health and disease. *Nature Reviews, Genetics*, 13(4):260-70. doi: 10.1038/nrg3182

Chocolatewala, N., Chaturvedi, P., & Desale, R. (2010). The role of bacteria in oral cancer. *Indian Journal of Medical and Paediatric Oncology: Official*

Journal of Indian Society of Medical and Paediatric Oncology, (4):126-31. doi: 10.4103/0971-5851.76195

Chen, H., Iinuma, M., Onozuka, M., & Kubo, K. Y. (2015). Chewing Maintains Hippocampus-Dependent Cognitive Function. *International Journal of Medical Sciences*, 12(6):502-9. doi: 10.7150/ijms.11911

Chen, H. M., Yu, Y. N., Wang, J. L., Lin, Y. W., Kong, X., Yang, C. Q., ⋯ Fang, J. Y. (2013). Decreased dietary fiber intake and structural alteration of gut microbiota in patients with advanced colorectal adenoma. *American Journal of Clinical Nutrition*, 97(5):1044-52. doi: 10.MIB3945/ajcn.112.046607

Chehoud, C., Albenberg, L. G., Judge, C., Hoffmann, C. Grunberg, S., ⋯ Wu, G. D. (2015). Fungal Signature in the Gut Microbiota of Pediatric Patients with Inflammatory Bowel Disease. *Inflammatory Bowel Diseases*, 21(8):1948-56. doi: 10.1097/.0000000000000454

Ciccia, F., Guggino, G., Ferrante, A., Raimondo, S., Bignone, R., Rodolico, V., ⋯ Giovanni, T. (2016). Interleukin-9 Overexpression and Th9 Polarization Characterize the Inflamed Gut, the Synovial Tissue, and the Peripheral Blood of Patients with Psoriatic Arthritis. *Arthritis & Rheumatology*. doi.org/10.1002/art.39649

Clegg, M. E., McKenna, P., McClean, C., Davison, G. W., Trinick, T., Duly, E., & Shafat, A. (2011). Gastrointestinal transit, post-prandial lipaemia and satiety following 3 days high-fat diet in men. *European Journal of Clinical Nutrition*, 65(2):240-6. doi: 10.1038/ejcn.2010.235

Codoñer, F., Ramírez-Bosca, A., Climent, E., Carrión-Gutierrez, M., Guerrero, M., Pérez-Orquín, J., ⋯ Chenoll, E. (2018). Gut microbial composition in patients with psoriasis. *Scientific Reports*, 8(1):3812. doi: 10.1038/s41598-018-22125-y

Cohen A., Dreiher, J., & Birkenfeld, S. (2009). Psoriasis associated with ulcerative colitis and Crohn's disease. *Journal of the European Academy of Dermatology and Venereology*, 23, 561 - 565.10.1111/j.1468-3083.2007.0

Coit, P., & Sawalha, A. (2016). The human microbiome in rheumatic autoimmune diseases: A comprehensive review. *Clinical Immunology*, 170:70-9. doi: 10.1016/j.clim.2016.07.026

똥이 약이다

Collado, M., Calabuig, M., & Sanz, Y. (2007). Differences between the fecal microbiota of coeliac infants and healthy controls. *Current Issues in Intestinal Microbiology*, 8(1):9-14. PMID:17489434

Collado, M., Donat, E., Ribes-Koninckx, C., Calabuig, M., & Sanz, Y. (2009). Specific duodenal and faecal bacterial groups associated with paediatric coeliac disease. *Journal of Clinical Pathology*, 62(3):264-9. doi: 10.1136/jcp.2008.061366

Costantino, F., Talpin, A., Said-Nahal, R., Goldberg, M., Henny J., Chiocchia, G., & Breban, M. (2015). Prevalence of spondyloarthritis in reference to HLA-B27 in the French population: results of the GAZEL cohort. *Annals of the Rheumatic Diseases*, 74(4):689-93. doi: 10.1136/annrheumdis-2013-204436

Costello, S., Hughes, P., Waters, O., Bryant, R., Vincent, A., Blatchford, P., ⋯ Andrews, J. (2019). Effect of Fecal Microbiota Transplantation on 8-Week Remission in Patients with Ulcerative Colitis: A Randomized Clinical Trial. *JAMA*, 15;321(2):156-164. doi: 10.1001/jama.2018.20046

Coussens, L., Raymond, W., Bergers, G., Laig-Webster, M., Behrendtsen, O., Werb, Z., Caughey, G., & Hanahan, D. (1999). Inflammatory mast cells up-regulate angiogenesis during squamous epithelial carcinogenesis. *Genes & Development*, 13(11):1382-97. PMCID: PMC316772

Coussens, L., & Werb, Z. (2001). Inflammatory Cells and Cancer: Think Different! *Journal of Experimental Medicine*, 193(6): f23 -f26. PMID: 11257144

Cui, B., Li, P., Xu, L., Zhao, Wang, H., Peng, Z., ⋯ Zhang, F. (2015). Step-up fecal microbiota transplantation strategy: a pilot study for steroid-dependent ulcerative colitis. *Journal of Translational Medicine*, 13. DOI:10.1186/s12967-015-0646-2

De Filippo, C., Cavalieri, D., Di Paola, M., Ramazzotti, M., Poullet, J.B., Massart, S., ⋯ Lionetti, P. (2010). Impact of diet in shaping gut microbiota revealed by a comparative study in children from Europe and rural Africa. *Proceedings of the National Academy of Sciences of the United States of America*, 107(33):14691-6. doi: 10.1073/pnas.1005963107

Di Cagno, R. De Angelis, M., De Pasquale, I., Ndagijimana, M., Vernocchi, P., Ricciuti, P., ⋯ Francavilla, R. (2011). Duodenal and faecal microbiota of celiac children:

molecular, phenotype and metabolome characterization. *BMC Microbiology*, 11: 219. doi: 10.1186/1471-2180-11-219

Di Cagno, R., Rizzello, C., Gagliardi, F., Ricciuti, P., Ndagijimana, M., Francavilla, R. ⋯ De Angelis, M. (2009). Different Fecal Microbiotas and Volatile Organic Compounds in Treated and Untreated Children with Celiac Disease. *Applied and Environmental Microbiology*, 5(12): 3963 - 3971. doi: 10.1128/AEM.02793-08

Dimidi, E., Christodoulides, S., Fragkos, K. C., Scott, S. M., & Whelan, K. (2014). The effect of probiotics on functional constipation in adults: a systematic review and meta-analysis of randomized controlled trials. *American Journal of Clinical Nutrition*, 100(4):1075-84. doi: 10.3945/ajcn.114.089151

Dodds, M., Roland, S., Edgar, M., & Thornhill, M. (2015). Saliva: A review of its role in maintaining oral health and preventing dental disease. *Nature: International Journal of Science BDJ Team*, vol. 2, article number: 15123

Ehrlich, G. D., Hiller, N. L., & Hu, F. Z. (2008). What makes pathogens pathogenic. *Genome biology*, 9(6), 225. https://doi.org/10.1186/gb-2008-9-6-225

Eppinga, H., Konstantinov, S., Peppelenbosch, M., & Thio, H. (2014). The microbiome and psoriatic arthritis. *Current Rheumatology Reports*, 16(3):407. doi: 10.1007/s11926-013-0407-2

Erbetta, A., Bulgheroni, S., Contarino, V., Chiapparini, L., Esposito, S., Vago, C., & Riva, D. (2014). Neuroimaging findings in 41 low-functioning children with autism spectrum disorder: a single-center experience. *Journal of child neurology*, 29(12), 1626 - 1631. https://doi.org/10.1177/0883073813511856

Fassio, F., Facioni, M. S., & Guagnini, F. (2018) Lactose Maldigestion, Malabsorption, and Intolerance: A Comprehensive Review with a Focus on Current Management and Future Perspectives. *Nutrients*, 10(11). doi: 10.3390/nu10111599

Finegold, S., Summanen, P., Downes. J., Corbett, K., & Komoriya, T. (2017). Detection of Clostridium perfringens toxin genes in the gut microbiota of autistic children. *Anaerobe*, 45:133-137. doi: 10.1016/j.anaerobe.2017.02.008

Flint, H., Scott, K., Louis, P., & Duncan, S. (2012). The Nature Reviews,

Gastroenterology&Hepatology, 9(10):577-89. doi: 10.1038/nrgastro.2012.156

Forootan, M., Bagheri, N., & Darvishi, M. (2018). Chronic constipation: A review of literature. *Medicine* (Baltimore), 2018 May; 97(20): e10631. doi: 10.1097/MD.0000000000010631

Frank, D. N., Robertson, C. E., Hamm, C. M., Kpadeh, Z., Zhang, T., Chen, H. ··· Li, E. (2011). Disease phenotype and genotype are associated with shifts in intestinal-associated microbiota in inflammatory bowel diseases. *Inflammatory Bowel Disease*, 17(1): 10.1002/ibd.21339. doi: 10.1002/ibd.21339

Froehlich, F., Wietlisbach, V., Gonvers, J. J., Burnand, B., & Vader, J. P. (2005). Impact of colonic cleansing on quality and diagnostic yield of colonoscopy: the European Panel of Appropriateness of Gastrointestinal Endoscopy European multicenter study. *Gastrointestinal endoscopy*, 61(3), 378 - 384. https://doi.org/10.1016/s0016-5107(04)02776-2

Furuya-Kanamori, L., McKenzie, S., Yakob, L., Clark, J., Paterson, D., Riley, T., & Clements, A. (2015). Clostridium difficile Infection Seasonality: Patterns across Hemispheres and Continents - A Systematic Review. *PLoS One*, 0(3). doi: 10.1371/journal.pone.0120730

Gao, Z., Tseng, C., Strober, B., Pei, Z., & Blaser, M. (2008). Substantial Alterations of the Cutaneous Bacterial Biota in Psoriatic Lesions. *PlusOne*, https://doi.org/10.1371/journal.pone.0002719

Garborg, K., Waagsbø, B., Stallemo, A., Matre, J., & Sundøy, A. (2010). Results of faecal donor instillation therapy for recurrent Clostridium difficile-associated diarrhoea. *Scandinavian Journal of Infectious Diseases*, 42(11-12):857-61. doi: 10.3109/00365548.2010.499541

Gerritsen, J., Smidt, H., Rijkers, G. T., & de Vos, W. M. (2011). Intestinal microbiota in human health and disease: the impact of probiotics. *Genes and Nutrition*, 6(3):209-40. doi: 10.1007/s12263-011- 0229-7

Goehler, L., Park, S., Opitz, N., Lyte, M., & Gaykema, R. (2007). Campylobacter jejuni infection increases anxiety-like behavior in the holeboard: possible anatomical substrates for viscerosensory modulation of exploratory behavior. *Brain, Behavior&Immunity*, 22(3):354-66. doi: 10.1016/j.bbi.2007.08.009

Goodrich, J., Davenport, E., Clark, A., & Ley, R. (2017). The relationship between the human genome and microbiome comes into view. *Annual Review of Genetics*, 51. doi: 10.1146/annurev- genet-110711-155532

Gopalakrishnan, V., Spencer, C., Nezi, L., Reuben, A., Andrews, M., Karpinets, T., ··· Wargo, J. (2018). *Science*, 359(6371):97-103. doi: 10.1126/science.aan4236

Gustafsson, A., Berstad, A., Lund-Tønnesen, S., Midtvedt, T., & Norin, E. (1999). The effect of faecal enema on five microflora-associated characteristics in patients with antibiotic- associated diarrhoea. *Scandinavian Journal of Gasteroenterology*, 34(6):580-6. PMID:10440607

Hamilton, M., Weingarden, A., Sadowsky, M., & Khoruts, A. (2012). Standardized frozen preparation for transplantation of fecal microbiota for recurrent Clostridium difficile infection. *American Journal of Gastroenterology*, 107(5):761-7. doi: 10.1038/ajg.2011.482

Hamilton, A. L., Kamm, M. A., Ng, S. C., & Morrison, M. (2018). Proteus spp. as Putative Gastrointestinal Pathogens. *Clinical microbiology reviews*, 31(3), e00085-17. https://doi.org/10.1128/CMR.00085-17

Hammond, E., & Donker, E. (2013). Antibacterial effect of Manuka honey on Clostridium difficile. *BMC Research Notes*, 6:188. doi.org/10.1186/1756-0500-6-188

Hayden, M., & Ghosh S. (2008). Shared principles in NF-kappaB signaling. *Cell*, 132(3):344-62. doi: 10.1016/j.cell.2008.01.020

Ho, K. S., Tan, C. Y., Mohd Daud, M. A., & Seow-Choen, F. (2012). Stopping or reducing dietary fiber intake reduces constipation and its associated symptoms. *World journal of Gastroenterology*, 18(33):4593-6. doi: 10.3748/wjg.v18.i33.4593

Hoffman, M., Butler, T., & Shaver, T. (1998). Colonoscopy without sedation. *Journal of Clinical Gastroenterology*, 26(4):279-82. PMID:9649011

Hsu A., Aronoff, D. M., Phipps, J., Goel, D., & Mancuso, P. (2018). Leptin improves pulmonary bacterial clearance and survival in ob/ob mice during pneumococcal pneumonia. *Clinical and Experimental Immunology*, 150(2). doi: 10.1111/j.1365-2249.2007.03491.x

Jiang, W., Wu, N., Wang, X., Chi, Y., Zhang, Y., Qiu, X., ··· Liu, Y. (2015). Dysbiosis gut microbiota associated with inflammation and impaired mucosal immune function in intestine of humans with non-alcoholic fatty liver disease. *Scientific Reports*, 5:8096. doi: 10.1038/srep08096

Kang, D., Adams, J., Coleman, D., Pollard, E., Maldonado, J., McDonough-Means, S., Caporaso, J. G., & Krajmalnik-Brown, R. (2019). Long-term benefit of Microbiota Transfer Therapy on autism symptoms and gut microbiota. *Scientific Reports*, 9: 5821. doi: 10.1038/s41598-019-42183-0

Kang, D., Esrallhan, Z., Isern, N., Hoyt, D., Howsmon, D., Shaffer, M. ⋯ Krajmalnik-Brown, R. (2017). Differences in fecal microbial metabolites and microbiota of children with autism spectrum disorders. *Anaerobe*, (49)121-131. https://doi.org/10.1016/j.anaerobe.2017.12.007

Kao, D., Roach, B., Silva, M., Beck, P., Rioux, K., & Louie T. (2017). Effect of Oral Capsule- vs Colonoscopy-Delivered Fecal Microbiota Transplantation on Recurrent Clostridium difficile Infection: A Randomized Clinical Trial. *JAMA*, 318(20):1985-1993. doi:10.1001/jama.2017.17077

Karlsson, F., Fåk, F., Nookaew, I., Tremaroli, V., Fagerberg, B., Petranovic, D., Bäckhed. F., & Nielsen, J. (2012). Symptomatic atherosclerosis is associated with an altered gut metagenome. *Nature Communications*, 3 (1245). doi: 10.1038/ncomms2266

Kelly, P. (2018). A new immune syndrome identified. *Science*, 362 (6416):789-790. doi: 10.1126/science.362.6416.789-b

Khalif, I. L., Quigley, E. M., Konovitch, E. A., & Maximova, I. D. (2005). Alterations in the colonic flora and intestinal permeability and evidence of immune activation in chronic constipation. *Digestive and Liver Disease: official journal of the Italian society of gastroenterology and the Italian association for the study of the liver*, 37(11):838-49. doi: 10.1016/j.dld.2005.06.008

Khan, R., Lawson, A. D., Minnich, L. L., Martin, K., Nasir, A., Emmett, M. K., Welch, C. A., & Udall, J. N. Jr. (2009). Gastrointestinal norovirus infection associated with exacerbation of inflammatory bowel disease. *Journal of Pediatric Gastroenterology and Nutrition*, 48(3):328-33. doi: 10.1097/mpg.0b013e31818255cc

Kim, S.M. (2016). Human papilloma virus in oral cancer. *Journal of the Korean Association of Oral Maxillofacial Surgeons*, 42(6):327–336. doi: 10.5125/jkaoms.2016.42.6.327

Kirgizov, I. V., Sukhorukov, A. M., Dudarev, V. A., & Istomin, A. A. (2001). Hemostasis in children with dysbacteriosis in chronic constipation. *Clinical and Applied Thrombosis/Hemostasis*, 7(4):335–8. PMID:11697720

Klement, E., Cohen, R., Boxman, J., Joseph, A., & Reif, S. (2004). Breastfeeding and risk of inflammatory bowel disease: a systematic review with meta-analysis. *American Journal of Clinical Nutrition*, 80(5):1342–52. doi: 10.1093/ajcn/80.5.1342

Knights, D., Parfrey, L., Zaneveld, J., Lozupone, C., & Knight, R. (2011). Human-associated microbial signatures: examining their predictive value. *Cell Host & Microbe*, 10(4):292–6. doi: 10.1016/j.chom.2011.09.003

Kragsnaes, M., Kjeldsen, J., Horn, H., Munk, H., Pedersen, F., Holt, H., ⋯ Ellingsen, T. (2017). Efficacy and safety of faecal microbiota transplantation in patients with psoriatic arthritis: protocol for a 6–month, double–blind, randomised, placebo–controlled trial. *BMJ Open*, 8(4). doi: 10.1136/bmjopen–2017–019231

Kuenstner, J. T., Naser, S., Chamberlin, W., Borody, T., Graham, D. Y., McNees, A., ⋯ Kuenstner, L. (2017). The Consensus from the Mycobacterium avium spp. Paratuberculosis (MAP) Conference 2017. *Frontiers in Public Health*, 5 (208). doi: 10.3389/fpubh.2017.00208

Kugeler, K., Griffith, K., Gould, L., Kochanek, K., Delorey, M., Biggerstaff, B., & Mead, P. (2011). A review of death certificates listing Lyme disease as a cause of death in the United States. *Clinical Infectious Diseases*, 52(3):364–7. doi: 10.1093/cid/ciq157

Kuper, H., Adami, H., & Trichopoulos, D. (2000). Infections as a major preventable cause of human cancer. *Journal of Internal Medicine*, 248(3):171–83. PMID:10971784

Lach, G., Schellekens, H., Dinan, T., & Cryan, J. (2018). Anxiety, Depression, and the Microbiome: A Role for Gut Peptides. *Neurotherapeutics*, 15(1):36– 59. doi: 10.1007/s13311–017–0585–0

Lam, V., Su, J., Koprowski, S., Hsu, A., Tweddell, J., ··· Baker, J. (2012). Intestinal microbiota determine severity of myocardial infarction in rats. *Federation of American Societies for Experimental Biology*, 26(4). doi: 10.1096/fj.11-197921

Le Chatelier, E., Nielsen, T., Qin, J., Prifti, E., Hildebrand, F., Falony, G., ··· Pedersen, O. (2013). Richness of human gut microbiome correlates with metabolic markers. *Nature*, 500(7464):541-6. doi: 10.1038/nature12506

Lederberg, J., & McCray, A.T. (2001). 'Ome Sweet 'Omics - A Genealogical Treasury of Words. *The Scientist*, 15, 8-8.

Ley, R., Bäckhed, F., Turnbaugh, P., Lozupone, C., Knight, R., & Gordon J. (2005). Obesity alters gut microbial ecology. *Proceedings of the National Academy of Sciences of the USA*, 102(31):11070. doi: 10.1016/j.cell.2018.10.029

Li, J., Chassaing, B., Malik, A., Vaccaro, C., Luo, T., Adams, J., ··· Pacifici, R. (2016). Sex steroid deficiency–associated bone loss is microbiota dependent and prevented by probiotics. *The Journal of Clinical Investigation*, 126(6):2049 – 2063. https://doi.org/10.1172/JCI86062

Liguori, G., Lamas, B., Richard, M., Brandi, G., da Costa, G., Hoffmann, T., ··· Sokol, H. (2016). Fungal Dysbiosis in Mucosa–associated Microbiota of Crohn's Disease Patients. *Journal of Crohn's and Colitis*, 10(3):296-305. doi: 10.1093/ecco-jcc/jjv209

Limon, J. J., Tang, J., Dalin, L., & Underhill, D. M. (2019). Malassezia Is Associated with Crohn's Disease and Exacerbates Colitis in Mouse Models. *Cell, Host & Microbe*, 25(3). doi: 10.1016/j.chom.2019.01.007

Liu, Y., Zhang, L., Wang, X., Wang, Z., Zhang, J., Jiang, R., ··· Duan, L. (2016). Similar Fecal Microbiota Signatures in Patients With Diarrhea-Predominant Irritable Bowel Syndrome and Patients With Depression. *Clinical gastroenterology and hepatology: the official clinical practice journal of the American Gastroenterological Association*, 14(11), 1602 – 1611.e5. https://doi.org/10.1016/j.cgh.2016.05.033

Lloyd-Price, J., Abu-Ali, G., & Huttenhower, C. (2016). The healthy human microbiome. *Genome Medicine*, 8(51). doi.org/10.1186/s13073-016- 0307-y

Lochhead, R., Strle, K., Kim, N., Kohler, M., Arvikar, S., Aversa, J., & Steere, A. (2017).

참고문헌

MicroRNA expression shows inflammatory dysregulation and tumor-like proliferative responses in joints of patients with post-infectious Lyme arthritis. *Arthritis&Rheumatology*, 69(5): 1100 – 1110. doi: 10.1002/art.40039

Lyte, M., Li, W., Opitz, N., Gaykema, R., & Goehler, L. (2006) Induction of anxiety-like behavior in mice during the initial stages of infection with the agent of murine colonic hyperplasia Citrobacter rodentium. *Physiology&Behavior*, 89(3):350-7. doi: 10.1016/j.physbeh.2006.06.019

Lyte, M., Varcoe, J., & Bailey M. (1998). Anxiogenic effect of subclinical bacterial infection in mice in the absence of overt immune activation. *Physiology& Behavior*, 65(1):63-8. PMID: 9811366

Manchester, K.L.. (2007). Louis Pasteur, fermentation, and a rival. *South African Journal of Science*, 103(9-10), 377-380. Retrieved December 07, 2023, from http://www.scielo.org.za/scielo.php?script=sci_arttext&pid=S0038-23532007000500008&lng=en&tlng=en.

Mancuso, P., Gottschalk, A., Phare, S., Peters-Golden, M., Lukacs, N., & Huffnagle, G. (2002). Leptin-deficient mice exhibit impaired host defense in gram-negative pneumonia. *Journal of Immunology*, 168(8):4018-24. PMID:11937559

Manichanh, C., Eck, A., Varela, E., Roca, J., Clemente, J. C., González, A., Knights, D., ⋯ Azpiroz, F. (2014). Anal gas evacuation and colonic microbiota in patients with flatulence: effect of diet. *Gut*, 63(3):401-8. doi: 10.1136/gutjnl-2012-303013

Matson, V., Fessler, J., Bao, R., Chongsuwat, T., Zha, Y., Alegre, M., Luke, J., & Gajewski, T. (2018). *Science*, 359(6371):104-108. doi: 10.1126/science.aao3290

Menni, C., Jackson, M., Pallister, T., Steves, C., Spector, T., & Valdes, A. (2017). Gut microbiome diversity and high-fibre intake are related to lower long-term weight gain. *International Journal of Obesity*, 41(7):1099-1105. doi: 10.1038/ijo.2017.66

Merve, H., Sevilay, K., Sibel, O., Başak, B., Ceren, C., Demirci, T., & Cüneyt, A. (2017). Psoriasis and Genetics. *Intechopen*, intechopen.com/books/an-interdisciplinary-approach-to-psoriasis/psoriasis-and-genetics. doi: 10.5772/intechopen.68344

똥이 약이다

Meylan, E., Tschopp, J., & Karin, M. (2006). Intracellular pattern recognition
   receptors in the host response. *Nature*, 442(7098):39-44.

Moayyedi, P., Marshall, J., Yuan, Y., & Hunt, R. (2014). Canadian Association
   of Gastroenterology position statement: Fecal microbiota transplant
   therapy.*Canadian Journal of Gastroenterology and Hepatology*, 28(2). PMCID:
   PMC4071888

Moeller, A. Li, Y., Mpoudi Ngole, E., Ahuka-Mundeke, S., Lonsdorf, E., Pusey,
   A., Peeters, M., Hahn, B., & Ochman, H. (2014). Rapid changes in the gut
   microbiome during human evolution. *Proceedings of the National Academy
   of Sciences of the United States of America*, 111(46):16431-5. doi: 10.1073/
   pnas.1419136111

Morgan, X., Tickle, T., Sokol, H., Gevers, D., Devaney, K. L., ⋯ Huttenhower, C. (2012).
   Dysfunction of the intestinal microbiome in inflammatory bowel disease and
   treatment. *Genome Biology*, 13(9):R79. doi: 10.1186/gb-2012-13-9-r79

Moshyedi, K., Josephs, M., Abdalla, E., Mackay, S., Edwards, C., Copeland, E.,
   & Moldawer, L. (1998). Increased leptin expression in mice with bacterial
   peritonitis is partially regulated by tumor necrosis factor alpha. *Infection and
   Immunity*, 166(4):1800-2. PMCID: PMC108125

Nakano K., Nomura, R., Matsumoto, M., & Ooshima, T. (2010). Roles of oral bacteria
   in cardiovascular diseases-from molecular mechanisms to clinical cases: Cell-
   surface structures of novel serotype k Streptococcus mutans strains and their
   correlation to virulence. *Journal of Pharmacological Sciences*, 113:120-125.

Nehra, A., Alexander, J., Loftus, C., & Nehra, V. (2018). Proton Pump Inhibitors:
   Review of Emerging Concerns. *Mayo Clinic Proceedings*, 93(2):240-246. doi:
   10.1016/j.mayocp.2017.10.022

Ng, Siew C. (2016). Emerging Trends of Inflammatory Bowel Disease in Asia.
   Gastroenterol Hepatology (NY), 12(3): 193 – 196. PMID: 27231449

Noach, L., Rolf, T., & Tytgat, G. (1994). Electron microscopic study of association
   between Helicobacter pylori and gastric and duodenal mucosa. *Journal of
   Clinical Pathology*, 47(8): 699 – 704. PMID: 7962619

Ohara, T., & Suzutani, T., (2018). Efficacy of fecal microbiota transplantation in a patient with chronic intractable constipation. *Clinical Case Reports*, 6(11):2029–2032. doi: 10.1002/ccr3.1798

Paramsothy, S., Borody, T., Lin, E., Finlayson, S., Walsh, A. J., Samuel, D., ⋯ Kamm, M. (2015). Donor Recruitment for Fecal Microbiota Transplantation. *Inflammatory Bowel Disease*, 21(7). https://academic.oup.com/ibdjournal/article-abstract/21/7/1600/4604260

Paramsothy, S., Paramsothy, R., Rubin, D., Kamm, M., Kaakoush, N., Mitchell, H., & Castaño-Rodríguez, N. (2017). Faecal Microbiota Transplantation for Inflammatory Bowel Disease: A Systematic Review and Meta-analysis. *Journal of Crohn's and Colitis*, 11(10):1180–1199. doi: 10.1093/ecco-jcc/jjx063.

Paramsothy, S., Nielsen, S., Kamm, M., Deshpande, N. P., Faith, J. J., ⋯ Kaakoush, N. O., (2019). Specific Bacteria and Metabolites Associated With Response to Fecal Microbiota Transplantation in Patients With Ulcerative Colitis. *Gastroenterology*, 156(5):1440–1454. https://doi.org/10.1053/j.gastro.2018.12.001

Pachner, A., & Steiner, I. (2007). Lyme neuroborreliosis: infection, immunity, and inflammation. *The Lancet Neurology*, doi: 10.1016/S1474-4422(07)70128-X

Parnell, J., & Reimer, R. (2009). Weight loss during oligofructose supplementation is associated with decreased ghrelin and increased peptide YY in overweight and obese adults. *American Journal of Clinical Nutrition*, 89(6):1751-9. doi: 10.3945/ajcn.2009.27465

Pei, Z., Yang, L., Peek, Jr., R., Levine, S., Pride, D., & Blaser, M. (2005). Bacterial biota in reflux esophagitis and Barrett's esophagus. *World Journal of Gastroenterology*, 11(46): 7277-7283. doi: 10.3748/wjg.v11.i46.7277

Perez-Muñoz, M., Arrieta, M., Ramer-Tait, A., & Walter, J. (2017). A critical assessment of the "sterile womb" and "in utero colonization" hypotheses: implications for research on the pioneer infant microbiome. *Microbiome*, 5(1). doi: 10.1186/s40168-017-0268-4

Plottel, C., & Blaser, M. (2011). Microbiome and malignancy. *Cell Host & Microbe*, 10(4):324-35. doi: 10.1016/j.chom.2011.10.003

Pushalkar, S., Hundeyin, M., Daley, D., Zambirinis, C.P., Kurz, E., Mishra, ⋯ Miller, G. (2018). The Pancreatic Cancer Microbiome Promotes Oncogenesis by

똥이 약이다

Induction of Innate and Adaptive Immune Suppression. *Cancer Discovery*.
DOI: 10.1158/2159-8290.CD-17-1134

Qi, B., & Han, M. (2018). Microbial Siderophore Enterobactin Promotes
Mitochondrial Iron Uptake and Development of the Host via Interaction
with ATP Synthase. *Cell*, 175(2), 571 –582.e11. https://doi.org/10.1016/
j.cell.2018.07.032

Queipo-Ortuño, M., Seoane, L., Murri, M., Pardo, M., Gomez-Zumaquero, J.,
Cardona, F., Casanueva, F., & Tinahones, F. (2013). Gut microbiota composition
in male rat models under different nutritional status and physical activity
and its association with serum leptin and ghrelin levels. *PLoS One*, 8(5). doi:
10.1371/journal.pone.0065465

Rajala, M., Patterson, C., Opp, J., Foltin, S., Young, V., & Myers M. (2014). Leptin acts
independently of food intake to modulate gut microbial composition in male
mice. *Endocrinology*, 155(3):748-57. doi: 10.1210/en.2013-1085

Ramai, D., Zakhia, K., Ofosu, A., Ofori, E., & Reddy, M. (2018). Fecal microbiota
transplantation: donor relation, fresh or frozen, delivery methods, cost-
effectiveness. *Annals of Gasteroenterology*, 32(1):30-38. doi: 10.20524/
aog.2018.0328

Ravussin, Y., Koren, O., Spor, A., LeDuc, C., Gutman, R., Stombaugh, J., Knight,
R., Ley, R. E., & Leibel, R. L. (2012). Responses of gut microbiota to diet
composition and weight loss in lean and obese mice. *Obesity (Silver Spring,
Md.)*, 20(4), 738 –747. https://doi.org/10.1038/oby.2011.111

Remely, M., Hippe, B., Geretschlaeger, I., Stegmayer. S., Hoefinger, I., & Haslberger, A.
(2015). Increased gut microbiota diversity and abundance of Faecalibacterium
prausnitzii and Akkermansia after fasting: a pilot study. *Wiener Klinische
Wochenschrift*, 127(9-10):394-8. doi: 10.1007/s00508-015-0755-1

Revaiah, P. C., Kochhar, R., Rana, S. V., Berry, N., Ashat, M., Dhaka, N., Rami
Reddy, Y., & Sinha, S. K. (2018). Risk of small intestinal bacterial overgrowth
in patients receiving proton pump inhibitors versus proton pump inhibitors
plus prokinetics. *Journal of Gastroenterology and Hepatology*, 2(2):47-53. doi:
10.1002/jgh3.12045

Rojas, D., Smith, J., Benkers, T., Camou, S., Reite. M., Rogers, S. (2004). Hippocampus and amygdala volumes in parents of children with autistic disorder. *American Journal of Psychiatry*, 161(11):2038-44. doi: 10.1176/appi.ajp.161.11.2038

Rossen, N., Fuentes, S., van der Spek, M., Tijssen, J., Hartman, J., Duflou, A., ⋯ Ponsioen, C. (2015). Findings from a Randomized Controlled Trial of Fecal Transplantation for Patients with Ulcerative Colitis. *Gastroenterology*, 149(1):110-118.e4. doi: 10.1053/j.gastro.2015.03.045

Routy, B., Le Chatelier, E., Derosa, L., Duong, C., Alou, M., Daillère, R., ⋯ Zitvogel, L. (2018). Gut microbiome influences efficacy of PD-1-based immunotherapy against epithelial tumors. *Science*, 359(6371):91-97. doi: 10.1126/science. aan3706

Sanz, Y. (2015). Microbiome and Gluten. Annals of Nutrition and Metabolism, 28-41. doi: 10.1159/000440991

Sapone, A., Bai, J. C., Ciacci, C., Dolinsek, J., Green, P. H., Hadjivassiliou, M., ⋯ Fasano, A. (2012). Spectrum of gluten-related disorders: consensus on new nomenclature and classification. *BMC Medicine*, 10(13). doi: 10.1186/1741-7015-10-13

Sarraf, P., Frederich, R., Turner, E., Ma, G., Jaskowiak, N., Rivet, D., ⋯ Alexander, H. (1997). Multiple cytokines and acute inflammation raise mouse leptin levels: potential role in inflammatory anorexia. *Journal of Experimental Medicine*, 185(1):171-5. PMCID: PMC2196098

Sartor, R. (2014). The intestinal microbiota in inflammatory bowel diseases. *Nestle Nutritional Workshop Series*, 79:29-39. doi: 10.1159/000360674.

Sartor, R., & Wu, G. (2017). Roles for Intestinal Bacteria, Viruses, and Fungi in Pathogenesis of Inflammatory Bowel Diseases and Therapeutic Approaches. *Gastroenterology*, 152(2):327-339.e4. doi: 10.1053/j.gastro.2016.10.012

Sato, W., Kochiyama, T., Uono, S., Yoshimura, S., Kubota, Y., Sawada, R., Sakihama, M., & Toichi, M. (2017). Reduced Gray Matter Volume in the Social Brain Network in Adults with Autism Spectrum Disorder. *Frontiers in Human Neuroscience*, 11:395. doi: 10.3389/fnhum.2017.00395

Scheiman J., Luber, J.M., Chavkin, T.A., MacDonald, T., ⋯ Kostic, A.D. (2019). Meta-

똥이 약이다

omics analysis of elite athletes identifies a performance-enhancing microbe that functions via lactate metabolism. *Nature Medicine*, 25(7):1104-1109. doi: 10.1038/s41591-019-0485-4

Scher, J., Sczesnak, A., Longman, R., Segata, N., Ubeda, C., Bielski, C., ⋯ Littman, D. (2013). Expansion of intestinal Prevotella copri correlates with enhanced susceptibility to arthritis. *Elife*, doi: 10.7554/eLife.01202

Scher, J., Ubeda, C., Artacho, A., Attur, M., Isaac, S., Reddy, S., ⋯ Abramson, S. (2015). Decreased bacterial diversity characterizes the altered gut microbiota in patients with psoriatic arthritis, resembling dysbiosis in inflammatory bowel disease. *Arthritis & Rheumatology*, (1):128-39. doi: 10.1002/art.38892

Schippa, S., Iebba, V., Barbato, M., Di Nardo, G., Totino, V., Checchi, M., ⋯ Conte, M. (2010). A distinctive 'microbial signature' in celiac pediatric patients. *BMC Microbiology*, 10:175. doi: 10.1186/1471- 2180-10-175

Segal, L., & Blaser, M. (2014). A Brave New World: The Lung Microbiota in an Era of Change. *Annals of the American Thoracic Society*, 11(Suppl 1): S21-S27. doi: 10.1513/AnnalsATS.201306-189MG

Siegel, R., Naishadham, D., & Jemal, A. (2012). Cancer statistics. *CA: A Cancer Journal for Clinicians*, 62: 10 - 29. doi: 10.3322/caac.20138

Sjögren, K., Engdahl, C., Henning, P., Lerner, U., Tremaroli, V., Lagerquist, M., Bäckhed, F., & Ohlsson C. (2012). The gut microbiota regulates bone mass in mice. *Journal of Bone and Mineral Research*, 27(6):1357-67. doi: 10.1002/jbmr.1588

Smeekens, S., Huttenhower, C., Riza, A., van de Veerdonk, F., Zeeuwen, P., Schalkwijk, J., ⋯ Gevers, D. (2014). Skin microbiome imbalance in patients with STAT1/STAT3 defects impairs innate host defense responses. *Journal of Innate Immunity*, 6(3):253-62. doi: 10.1159/000351912

Sokol, H., Leducq, V., Aschard, H., Pham, H., Jegou, S., Landman, C., ⋯ Cohen, D. (2017) Fungal microbiota dysbiosis in IBD. *Gut*, 66:1039-1048. http://dx.doi.org/10.1136/gutjnl-2015-310746

Soloski, M., Crowder, L., Lahey, L., Wagner, C., Robinson, W., & Aucott, J. (2014). Serum inflammatory mediators as markers of human Lyme disease activity.

PLoS One, 9(4):e93243. doi: 10.1371/journal.pone.0093243

Sonoyama, K., Fujiwara, R., Takemura, N., Ogasawara, T., Watanabe, J., Ito, H., & Morita, T. (2009). Response of gut microbiota to fasting and hibernation in Syrian hamsters. *Applied and Environmental Microbiology*, 75(20):6451-6. doi: 10.1128/AEM.00692-09

Soon, I., Molodecky, N., Rabi, D., Ghali, W., Barkema, H., & Kaplan, G. (2012). The relationship between urban environment and the inflammatory bowel diseases: a systematic review and meta-analysis. *BMC Gastroenterology*, 12(51). doi: 10.1186/1471-230X-12-51

Spinler, J. K., Brown, A., Ross, C. L., Boonma, P., Connor, M., & Savidge, T.C. (2016). Administration of Probiotic Kefir to Mice withClostridium difficile Infection Exacerbates Disease. *Anaerobe*, 40: 54 – 57. doi: 10.1016/j.anaerobe.2016.05.008

Staley, C., Vaughn, B., Graiziger, C., Singroy, S., Hamilton, M., Yao, D., ⋯ Sadowsky, M. (2017). Community dynamics drive punctuated engraftment of the fecal microbiome following transplantation using freeze-dried, encapsulated fecal microbiota. *Gut Microbes*, 8(3):276-288. doi: 10.1080/19490976.2017.1299310

Starkey, J., MacPherson, J., Bolgiano, D., Simon, E., Zuck, T., & Sayers, M. (1989). Markers for transfusion-transmitted disease in different groups of blood donors. *JAMA*, 1989 Dec 22- 29;262(24):3452-4. PMID: 2585691

Sun, L., Ma, L., Ma, Y., Zhang, F., Zhao, C., & Nie, Y. (2018). Insights into the role of gut microbiota in obesity: pathogenesis, mechanisms, and therapeutic perspectives. *Protein Cell*, 9(5): 397 – 403. doi: 10.1007/s13238-018-0546-3

Takagi, T., Naito, Y., Inoue, R., Kashiwagi, S., Uchiyama, K., Mizushima. K., ⋯ Itoh, Y. (2018). The influence of long-term use of proton pump inhibitors on the gut microbiota: an age-sex-matched case-control study. *Journal of Clinical Biochemistry and Nutrition*, 62(1):100-105. doi: 10.3164/jcbn.17-78

Tan, J., McKenzie, C., Potamitis, M., Thorburn, A. N., Mackay, C. R., & Macia, L. (2014) The role of short-chain fatty acids in health and disease. *Advances in Immunology*, 121:91-119. doi: 10.1016/B978-0- 12-800100-4.00003-9

Tang, W., Wang, Z., Kennedy, D., Wu, Y., Buffa, J., Agatisa-Boyle, B., ⋯ Hazen, S. (2015). Gut microbiota-dependent trimethylamine N-oxide (TMAO) pathway

똥이 약이다

contributes to both development of renal insufficiency and mortality risk in chronic kidney disease. *Circulation Research*, 116(3):448- 55. doi: 10.1161/CIRCRESAHA.116.305360

Terveer, E., van Beurden, Y., Goorhuis, A., Seegers, J., Bauer, M., van Nood, E., ⋯ Kuijper, E. (2017). How to: Establish and run a stool bank. *Clinical Microbiology and Infection*, 924-930. doi: 10.1016/j.cmi.2017.05.015

Tett, A., Pasolli, E., Farina, S., Truong, D., Asnicar, F., Zolfo, M., ⋯ Segata, N. (2017). Unexplored diversity and strain-level structure of the skin microbiome associated with psoriasis. *NPJ Biofilms Microbiomes*, 3:14. doi: 10.1038/s41522-017-0022-5

Turnbaugh, J., Bäckhed, F., Fulton, L., & Gordon, J. (2008). Diet-induced obesity is linked to marked but reversible alterations in the mouse distal gut microbiome. *Cell Host & Microbe*, 3(4):213-23. doi: 10.1016/j.chom.2008.02.015

Valles-Colomer, M., Falony, G., Darzi, Y., Tigchelaar, E., Wang, J., Tito, R., ⋯ Raes, J. (2019). The Neuroactive Potential of the Human Gut Microbiota in Quality of Life and Depression. *Nature Microbiology*, 4(4):623-632. doi: 10.1038/s41564-018-0337-x

Vangay, P., Johnson, A. Ward, T., Al-Ghalith, G., Shields-Cutler, R., Hillmann, B., & Knights D. (2018). *Cell*, 175(4):962-972. doi: 10.1016/j.cell.2018.10.029

Venkova, T., Yeo, C. C., & Espinosa, M. (2018). Editorial: The Good, The Bad, and The Ugly: Multiple Roles of Bacteria in Human Life. *Frontiers in Microbiology*, 9(1702). doi: 10.3389/fmicb.2018.01702

Volta, U., Caio, G., Tovoli, F., & De Giorgio, R. (2013). Non-celiac gluten sensitivity: questions still to be answered despite increasing awareness. *Cellular and Molecular Immunology*, 10(5):383-92. doi: 10.1038/cmi.2013.28

Vrieze, A., Van Nood, E., Holleman, F., Salojärvi, J., Kootte, R., Bartelsman, J., ⋯ Nieuwdorp, M. (2012). *Gastroenterology*, 143(4):913-6. doi: 10.1053/j.gastro.2012.06.031

Waller, P., Gopal, P., Leyer, G., Ouwehand, A., Reifer, C., Stewart, M., & Miller, L. (2011). Dose-response effect of Bifidobacterium lactis HN019 on whole gut transit time and functional gastrointestinal symptoms in adults. *Scandinavian*

Journal of Gastroenterology, 46(9):1057-64. doi: 10.3109/00365521.2011.584895

Wassenaar, T., & Zimmermann, K. (2018). Lipopolysaccharides in Food, Food Supplements, and Probiotics: Should We be Worried? *European Journal of Microbiology and Immunology,* 8(3):63-69. doi: 10.1556/1886.2018.00017

Wu, R., Pasyk, M., Wang, B., Forsythe, P., Bienenstock, J., Mao, Y., Sharma, P., Stanisz, A., & Kunze, W. (2013). Spatiotemporal maps reveal regional differences in the effects on gut motility for Lactobacillus reuteri and rhamnosus strains. *Neurogastroenterology and Motility: the official journal of the European gastrointestinal motility society,* 25(3):e205-14. doi: 10.1111/nmo.12072

Yagi, T., Ueda, H., Amitani, H., Asakawa, A., Miyawaki, S., & Inui, A. (2012). The role of ghrelin, salivary secretions, and dental care in eating disorders. *Nutrients,* 4(8):967-89.

Yang, F., Ning, K., Chang, X., Yuan, X., Tu, Q., Yuan, T., Deng, Y., ⋯ Xu, J. (2014). Saliva Microbiota Carry Caries-Specific Functional Gene Signatures. *PLoS One,* 9(2). doi: 10.1371/journal.pone.0076458

Yang, T., Santisteban, M., Rodriguez, V., Li, E., Ahmari, N., Carvajal, J., ⋯ Mohamadzadeh, M. (2015). Gut dysbiosis is linked to hypertension. *Hypertension,* 65(6):1331-40. doi: 10.1161/HYPERTENSIONAHA.115.05315

Yatsunenko, T., Rey, F., Manary, M., Trehan, I., Dominguez-Bello, M., Contreras, M., ⋯ J. (2012). Human gut microbiome viewed across age and geography. *Nature,* 9;486(7402):222-7. doi: 10.1038/nature11053.

Zackular, J., Baxter, N., Iverson, K., Sadler, W., Petrosino, J., Chen, G., & Schloss, P. (2013). The gut microbiome modulates colon tumorigenesis. *MBio,* 4(6). doi: 10.1128/mBio.00692-13

Zhao, S., Liu, W., Wang, J., Shi, J., Sun, Y., Wang, W., ⋯ Jie, H. (2017). Akkermansia muciniphila improves metabolic profiles by reducing inflammation in chow diet-fed mice. *Journal of Molecular Endocrinology,* 58(1). doi: 10.1530/JME-16-0054

Zhou, Y., Chen, H., He, H., Du, Y., Hu, J., Li, Y., ⋯ Nie, Y. (2016) Increased Enterococcus faecalis infection is associated with clinically active Crohn disease. *Medicine,* (95)39. doi: 10.1097/MD.0000000000005019

Zhu, Q., Jin, Z., Wu, W., Gao, R., Guo, B., Gao, Z., ··· Qin, H. (2014). Analysis of the intestinal lumen microbiota in an animal model of colorectal cancer. *PLoS One*, 9(6):e90849. doi: 10.1371/journal.pone.0090849

Zhu, Y., & Hollis, J. H. (2014). Increasing the number of chews before swallowing reduces meal size in normal-weight, overweight, and obese adults. *Journal of the Academy of Nutrition and Dietetics*, 114(6):926-31. doi: 10.1016/j.jand.2013.08.020

Zipursky, J., Sidorsky, T., Freedman, C, Sidorsky, M., & Kirkland, K. (2012). Patient attitudes toward the use of fecal microbiota transplantation in the treatment of recurrent Clostridium difficile infection. *Clinical Infectious Diseases*, 55(12):1652-8. doi: 10.1093/cid/cis809

Zoppi, G., Cinquetti, M., Luciano, A., Benini, A., Muner, A., & Bertazzoni, M. (1998). The intestinal ecosystem in chronic functional constipation. *Acta Paediatrica*, 87(8):836-41. PMID: 9736230

찾아보기

똥이 약이다

대장 건강부터 대변 이식까지

초판 1쇄 찍은날	2023년 12월 11일
초판 1쇄 펴낸날	2023년 12월 20일
지은이	사빈 하잔·셸리 엘즈워스·토머스 보로디
옮긴이	이성민
펴낸이	한성봉
편집	김선형·전유경
콘텐츠제작	안상준
디자인	권선우·최세정
마케팅	박신용·오주형·박민지·이예지
경영지원	국지연·송인경
펴낸곳	히포크라테스
등록	2022년 10월 5일 제2022-000102호
주소	서울시 중구 퇴계로30길 15-8 [필동1가 26] 무석빌딩 2층
페이스북	www.facebook.com/dongasiabooks
전자우편	dongasiabook@naver.com
블로그	blog.naver.com/dongasiabook
인스타그램	www.instargram.com/dongasiabook
전화	02) 757-9724, 5
팩스	02) 757-9726
ISBN	979-11-93690-00-0 03510

만든 사람들

총괄진행	김선형
책임편집	전유경
크로스교열	안상준
디자인	페이퍼컷 장상호